医療従事者のための
子ども虐待防止サポートブック
医療現場からの発信

奥山眞紀子／近藤太郎／髙野直久／田村陽子編

クインテッセンス出版株式会社　2010
Tokyo, Berlin, Chicago, London, Paris, Barcelona, Istanbul, Milano,
São Paulo, Moscow, Prague, Warsaw, New Delhi, Beijing, and Bukarest

はじめに

　医療機関は、診療や健診、予防接種の場を通じて、いろいろな子育て家庭と接し、子どもの心身の状況を医学的にみることができます。

　多くの子育て家庭と接点があるからこそ、子育て家庭の異変の最たるものである、子ども虐待を見逃してはなりません。

　本書は、現在医療に携わる関係者と、これから医療関係者になろうとする学生の方が、子ども虐待にあたる姿勢について、コンパクトにまとめることを目的としています。

　どこから読んでもよいように、1項目ごとに完結するよう心がけたため、全体を通じては重複する内容もあります。しかし、重複する内容こそ、子ども虐待にあたっての原則的な事項ともいえます。

　世界的にみても1962年にHenry C KoupがBattered Child Syndromeを論文として発表することにより、子ども虐待が認知され、研究されるようになってから、約半世紀しかたっていません。さらに日本では虐待が社会に認知されはじめたのは約20年前であり、児童虐待の防止等に関する法律（児童虐待防止法）の制定から10年しかたっていません。本書においても、各関係者は事例を通じながら経験則をもとに執筆している面もあります。また、子ども虐待や性虐待など、用語はできるだけ統一しましたが、出典によるものや現場での実例などについては、一部状況にあわせた表記となっています。

　子ども虐待への対応は、まさに医療の考え方や、対ひとへの姿勢に関わるものであり、各項目を通じて、子ども虐待に対するいろいろな視点を感じ取りながら読み進めていただければ幸いです。

2010年3月　　　　　　　　　　　　　　　　　　　編者一同

オレンジリボンには、子ども虐待を防止するというメッセージが込められています。

編集委員（執筆兼務）

奥山眞紀子（おくやま　まきこ）
国立成育医療センター　こころの診療部

近藤太郎（こんどう　たろう）
東京都渋谷区開業　近藤医院

髙野直久（たかの　なおひさ）
東京都足立区開業　髙野歯科医院

田村陽子（たむら　ようこ）
東京都福祉保健局少子社会対策部
育成支援課ひとり親福祉係長

執筆者（五十音順）

青木信彦（あおき　のぶひこ）
東京都立多摩総合医療センター院長

秋山千枝子（あきやま　ちえこ）
東京都三鷹市開業
あきやま子どもクリニック

石山英一（いしやま　えいいち）
東京都北区開業　石山耳鼻咽喉科医院

石山浩一（いしやま　こういち）
東京都北区開業　石山耳鼻咽喉科医院

市川光太郎（いちかわ　こうたろう）
北九州市立八幡病院小児救急センター院長

岩原香織（いわはら　かおり）
日本歯科大学生命歯学部
歯科法医学センター

内海裕美（うつみ　ひろみ）
東京都文京区開業　吉村小児科

大川洋二（おおかわ　ひろじ）
東京都大田区開業
大川こども＆内科クリニック

大沼久美子（おおぬま　くみこ）
埼玉県立総合教育センター指導主事

岡田　謙（おかだ　けん）
東京都江東区開業
医療法人青流会　くじらホスピタル院長

岡村理栄子（おかむら　りえこ）
東京都小金井市開業　岡村皮膚科医院

甲田英一（こうた　えいいち）
東邦大学医療センター大橋病院院長

小林百合（こばやし　ゆり）
国立成育医療センター眼科

渋井展子（しぶい　ひろこ）
東京都大田区開業
しぶいこどもクリニック

杉上春彦（すぎうえ　はるひこ）
厚生労働省雇用均等・児童家庭局総務課
虐待防止対策室長

髙野英子（たかの　えいこ）
東京都足立区開業　髙野歯科医院

田中　哲（たなか　さとし）
東京都立小児総合医療センター副院長

都築民幸（つづき　たみゆき）
日本歯科大学生命歯学部
歯科法医学センター教授

豊岡　敬（とよおか　たかし）
東京都児童相談センター次長

仁科幸子（にしな　さちこ）
国立成育医療センター眼科

沼口俊介（ぬまぐち　しゅんすけ）
東京都練馬区開業　沼口小児科医院

星合　明（ほしあい　あきら）
東京都中央区開業　星合勝どきクリニック

松平喜美子（まつだいら　きみこ）
東京都文京区開業　松平小児科

松平隆光（まつだいら　たかみつ）
東京都文京区開業　松平小児科

松平登志子（まつだいら　としこ）
あいち小児保健医療総合センター
心療科・児童精神科

丸山　浩一（まるやま　こういち）
東京都児童相談センター所長

宮澤　潤（みやざわ　じゅん）
東京都中央区　宮澤潤法律事務所　弁護士

山崎嘉久（やまざき　よしひさ）
あいち小児保健医療総合センター
総合診療部長・保健室長

山田不二子（やまだ　ふじこ）
神奈川県伊勢原市開業
(医)三彦会　山田内科胃腸科クリニック

INDEX

I 臨床例から学ぶこと
1. 子どもを救えなかった事例 …………………… 10
2. 地域のかかりつけ医として出会った事例 ………… 21
3. 外国人家族への支援にみるかかりつけ医の役割 …… 25
4. 歯科からの連携依頼が支援につながった事例 …… 28

II 子ども虐待とは
1. 子ども虐待とは？　子どもの権利とは？ ………… 32
2. 子ども虐待は増えている？ …………………… 34
3. 子ども虐待の特徴 …………………………… 36
4. 子ども虐待の種類 …………………………… 38
5. 身体的虐待 …………………………………… 40
6. ネグレクト …………………………………… 42
7. 医療ネグレクト ……………………………… 44
8. 心理的虐待 …………………………………… 46
9. 性虐待 ………………………………………… 48
10. 虐待の特徴／虐待者 ………………………… 50
11. 虐待の特徴／被虐待者 ……………………… 52
12. 子ども虐待はICD-10での疾患名 ……………… 54
13. 乳幼児揺さぶられ症候群 …………………… 56
14. 代理によるミュンヒハウゼン症候群 ………… 58
15. 非器質性発育不全 …………………………… 60
- コラム　育てやすい子、育てにくい子 ………… 62

III 子ども虐待に関わる関係機関の役割
1. 医療機関に求められる役割／早期発見 ………… 64
2. 医療機関に求められる役割／在宅支援 ………… 66
3. 保健機関の役割 ……………………………… 68
4. 市町村の役割 ………………………………… 71
5. 学校・養護教諭の役割 ……………………… 74
6. 児童相談所の役割 …………………………… 76
- コラム　ハニカミ王子 ………………………… 78

INDEX

Ⅳ 子ども虐待と法律
1. 児童福祉法 …………………………………………… 80
2. 児童虐待防止法 ……………………………………… 82
3. 個人情報と法律 ……………………………………… 85
- コラム　輸血と法律 ………………………………… 88
- コラム　子どもの輸血／親の意思と法律 ………… 89

Ⅴ 子ども虐待と家族の機能
1. 子ども虐待と家族の機能 …………………………… 92
2. 子どもに必要な家族とは …………………………… 94
3. 虐待が子どもに及ぼす影響／乳幼児期・学童期 … 96
4. 虐待が子どもに及ぼす影響／思春期 ……………… 98
5. DV（ドメスティックバイオレンス）と子ども虐待 …… 100
- コラム　子どもの心の問題の医療的対応 ………… 102

Ⅵ 子ども虐待の発見の機会と対応方法
1. 子ども虐待の発見の機会 …………………………… 104
2. 健診の機会 …………………………………………… 106
3. 予防接種での発見の機会 …………………………… 108
4. 保健室での発見の機会 ……………………………… 110
- コラム　思いどおりに育つ？ ……………………… 112

Ⅶ 子ども虐待の早期発見に役立つポイント
1. 来院時の様子 ………………………………………… 114
2. 受付・待合室での様子 ……………………………… 118
3. 診察室での親子関係の様子 ………………………… 120
4. 乳幼児健診や予防接種の様子 ……………………… 122
5. 次回の来院につなげるポイント …………………… 124
- 連携のレベル ………………………………………… 126

Ⅷ 子どもの発達と虐待

1. 虐待を受けた子どもの発達の特徴……………… 128
2. 身体虐待と不慮の事故による外傷……………… 131
- 資料　子どもの発達のチェックポイント………… 134

Ⅸ 子ども虐待の医学的な特徴

1. すべての診療科が心がけたい姿勢……………… 140
2. 小児科領域の特徴………………………………… 142
3. 皮膚科領域の特徴………………………………… 144
4. 放射線科領域の特徴……………………………… 146
5. 眼科領域の特徴…………………………………… 148
6. 耳鼻咽喉科領域の特徴…………………………… 150
7. 精神科領域の特徴／子どもの心の診療………… 152
8. 産婦人科領域の特徴……………………………… 154
9. 歯科領域の特徴／虐待所見のポイント………… 156
10. 歯科領域の特徴／早期発見のポイント………… 158
11. 歯科領域の特徴／歯科法医学の立場から……… 160
12. すべての診療科において虐待に出会う可能性がある… 163

Ⅹ 虐待を疑ったときの診察

1. 問診のとり方……………………………………… 166
2. 診察方法…………………………………………… 168
3. 検査・画像診断…………………………………… 170
4. 性虐待に関する留意点…………………………… 172
5. バイトマークの検査法…………………………… 174
- コラム　しゃんこら娘………………………… 176

INDEX

XI 子ども虐待の初期対応
1　子ども虐待への初期対応の原則……………………178
2　救急時の虐待対応……………………………………180
3　通告と連絡……………………………………………182
4　虐待対応に関わる情報提供とそれに関する費用‥184
●　コラム　診療情報提供書とは………………………186
5　虐待する保護者への告知の仕方……………………189
6　親からの抗議・暴力など……………………………191
●　病院での虐待対応手順フローチャートの例………193
7　新たな通告システムとしての匿名ダイヤル………194

XII 地域の関係機関の連携
1　地域連携／他機関からの紹介………………………198
2　地域連携／代理によるミュンヒハウゼン症候群の事例‥200
3　医療機関連携／連携の必要性と具体的な実施方法………202
4　医療機関連携／地域ネットワークシステムの構築………204

XIII 通告後の流れ
1　通告・児童相談所の安全確認………………………208
2　親子分離・一時保護（一時保護委託）……………210
3　在宅福祉指導…………………………………………212
4　児童福祉施設、里親委託など………………………214

XIV 虐待を防ぐために
1　周産期からの関わり…………………………………218
2　家族全体を知る「かかりつけ医」の目……………220
3　かかりつけ歯科医の予防的取り組み………………222
4　虐待の死亡事例検証／亡くなった子どもからの学び……224

　　本書の主な参考文献………………………………229
　　参考サイト…………………………………………230

第 I 章

臨床例から学ぶこと

　医療従事者が子ども虐待に遭遇する例は、全体の診療のなかでは少ないかもしれません。第 I 章では、具体的な事例を通じて、医療従事者にとって、何が気づきのポイントであったか、またどのような行動をとるべきだったかについて考えていきます。
　虐待の発見のための知見、関係機関の連携のあり方も年々変化しています。現在であれば救えたかもしれない例、どう介入すべきだったかといまでも考えさせられる例など、それぞれの事例から、子ども虐待の対応について考えるきっかけにしていただければと思います。

1 子どもを救えなかった事例

　頭部外傷自体は自然外傷でも多く経験しますが、乳幼児期では転落転倒などの受傷機転が多いとされています。これらの自然外傷による頭部外傷は、硬膜外病変が多いことが知られています(表1)。

表1　頭部外傷の実際

2歳未満の頭部外傷100例の検討
　＊落下高さ120cm未満(ベッド、ソファ、椅子)からの転落では、
　　→まれに骨折や硬膜外血腫は起こるものの、
　　⇒硬膜下血腫や脳挫傷など硬膜内損傷は皆無である
　＊落下高さ120cm以上(大人の腕の高さ)からの転落では、
　　→頭蓋内病変(くも膜下血腫や脳挫傷)は6例/39例であり、予後に関しても、ほとんど良好である
　　⇒厳しく診断された虐待症例では、13例/24例に頭蓋内出血を認め、全例、くも膜下出血であった

(Duhaime AC et al ; Pediatrics 1992;90:179-185)

子どもの外傷で最も多い交通事故を除けば、低年齢児ほど硬膜下血腫の存在は、虐待にかなり特徴的と考えられる。直達力より回転力が加わることが硬膜下血腫や脳損傷を起こしやすいためと考えられる

　一方、乳児の身体的虐待における死因で多いのは頭部外傷であり、そのなかでも硬膜下血腫が多いことが知られています。さらに硬膜下血腫を起こしやすい受傷機序・病態として、「乳幼児揺さぶられ症候群(Shaken Baby Syndrome：SBS)」の存在があげられます(表2)。実際にSBSは皮膚などの外傷がないことから、虐待を疑うことや、診断が困難で、社会的認知度が少ないことも事実です。

このような背景から、母子分離や一時保護などの対応が甘くなりやすくなります。虐待の連続性を考えますと、初診時の対応が甘くなると、結果的に死につながる危険性が最も高い児童虐待のひとつがSBSです。

表2　虐待による頭部外傷とその画像的特徴

○脳実質損傷では絞扼や窒息による低酸素性虚血性脳症、shakingによる軸索損傷、剪断損傷、脳挫傷や脳梗塞病変など、あらゆる病態が起こりうる
○脳実質外損傷では、硬膜下血腫（SDH）が統計学的に虐待に有意であり、とくに大脳鎌後半に沿った大脳半球間裂のSDHはshakingとの関連性がきわめて高いとされている
○骨折は、多発性、両側性、放射状、骨縫合を超えての骨折線などがあるときは虐待が疑われる
●これらの病態は非特異的であり、これらの外傷に見合う病歴があるかどうかがもっとも重要となる
●両側性のSDHや、とくに発症時間の異なるSDHの存在は虐待を疑う根拠となりうる
●大脳半球間裂SDH、軸索損傷、低酸素脳症、梗塞などの実質性脳病変が併せて認められることが多いのも虐待の特徴となる

事例　生後3か月・女児

主訴：半身けいれん
家族歴：両親ともに離婚歴があり、それぞれに子どもは2人ずついて、ともに相手側に養育権があった。患児は2人の第1子で、近くに母方の祖母夫婦と弟が在住している（図1）。

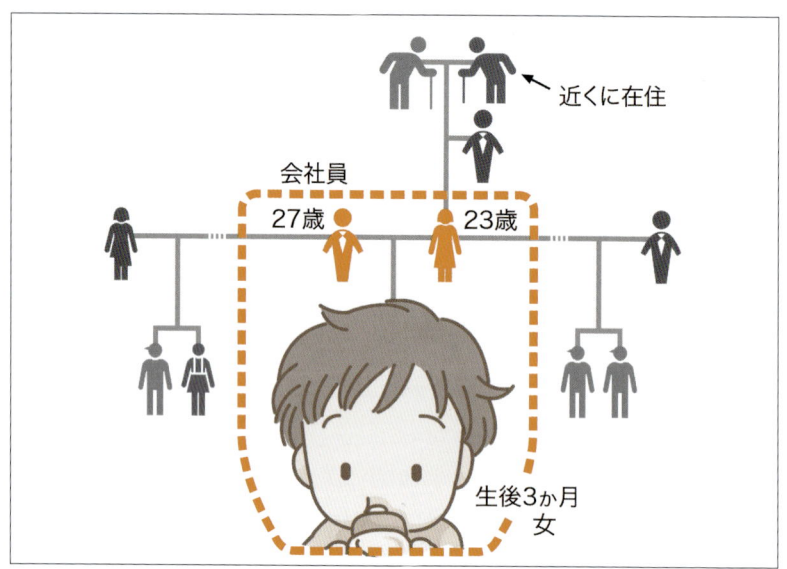

図1　Family tree

周産期歴・既往歴：とくに異常なし
現病歴：親の説明は以下のとおりでした。
　「母親が不在のときに、父親が子どものミルクを作り、その哺乳ビンを立っている高さから誤って滑らせ、寝ている子どもの頬に落下した（図2）。子どもは泣き、30分後に活気不良となり、救急病院を受診した」

　外科医が診察し様子観察を指示。夜半に嘔吐1回、1～2分間の全身間代性けいれんを5～6回認める。翌朝、かかりつけ医に受診したが、診察中にけいれんが群発し、救急車にて来院した。

来院時現症：右顔面頬部と下顎骨縁部に打撲痕を認めた（図2）が、他の体表には外傷痕はなく、骨折なども認めない。顔色はやや不良で意識混迷で視線が合わない。右半身のけいれんが持続し、呼吸循環は問題なし。すぐに抗けいれん薬で鎮痙させ、頭部CTを

撮影。頭部 CT 上、左前頭部の脳挫傷、くも膜下出血、および大脳半球間裂を中心とした硬膜下血腫を確認（図3）。

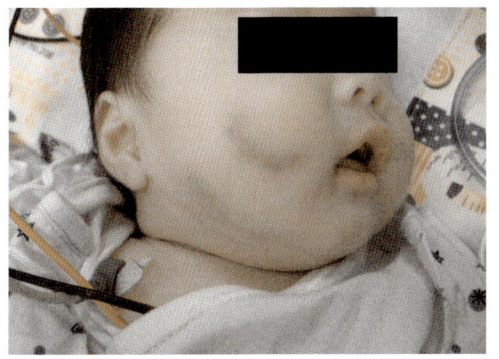

図2　入院時顔面写真。

主訴：右半身けいれん重積。
右頰部下方に半月状の打撲痕（2〜3日前の受傷）を認め、下顎骨縁にも打撲痕（4〜5日前の受傷）も認められる

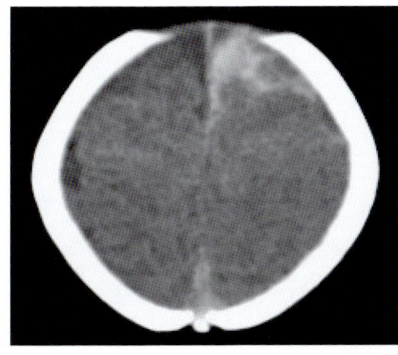

図3　救急搬入時の頭部 CT 所見。

診断：硬膜下血腫、脳挫傷、くも膜下出血。頭頂部左側に、硬膜下血腫、およびくも膜下出血を認め、大脳半球間裂にも硬膜下血腫（＋）。眼底検査で網膜出血（＋）。哺乳ビンを落としただけでは、このような高エネルギー外傷は起こらない

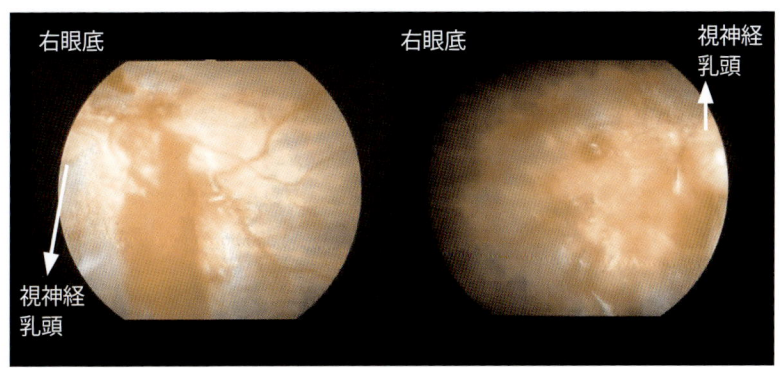

図4　両側眼底出血　　　両側眼底で、広範な網膜出血が認められる

母親は子どもの状況を理解できていないと思いたくなるほど屈託のない笑顔をみせましたが、深夜になり、けいれんへの対応時は涙を流していました。

入院後の経過

　脳外科医と相談の上、脳挫傷・くも膜下出血・硬膜下血腫の手術適応はないと判断し、止血剤や脳圧降下剤、抗けいれん薬の投与などによる入院安静観察としました。同時に行った眼底検査では両側眼底に広範な出血巣を認め（図4）、虐待によるSBSと診断して、両親に個別に経過を聞きましたが、哺乳ビンを落とした以外には思いあたる外傷歴はないとのことでした。それ以上の追求はせずに治療に専念しました。

　けいれんは入院3日目より消失し、患児の表情もよくなっていきましたが、頭部CT所見では経過とともに脳萎縮および大脳皮質下の虚血性変化が強くみられました（図5～7）。頭部MRIでは、2層性の硬膜下血腫・水腫の存在が認められ、左右濃度の異なる血腫・水腫が認められ、複数回の受傷歴があることや左右で受傷日時が異なることが推察されます（図8、9）。医学的にはより一層、虐待による頭部外傷（硬膜下血腫、くも膜下血腫、脳挫傷、眼底出血）との確診を強めました。

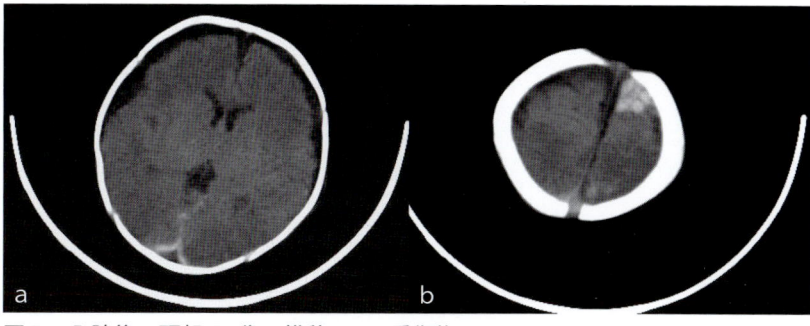

図5　入院後の頭部CT像の推移 - Ⅰ　受傷後5日目
a：後頭部半球間裂の硬膜下血腫両側大脳の萎縮がはじまっている
b：左前頭部にはくも膜下出血が残存している

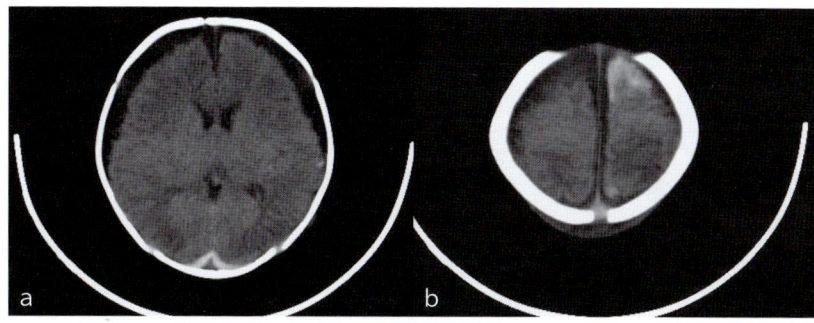

図6　入院後の頭部CT像の推移 - Ⅱ　受傷後9日目
a：脳萎縮がさらに顕著になり、前頭葉を中心に皮質下に虚血性変化がみられる
b：頭頂部も脳萎縮が顕著であり、くも膜下出血も残存している

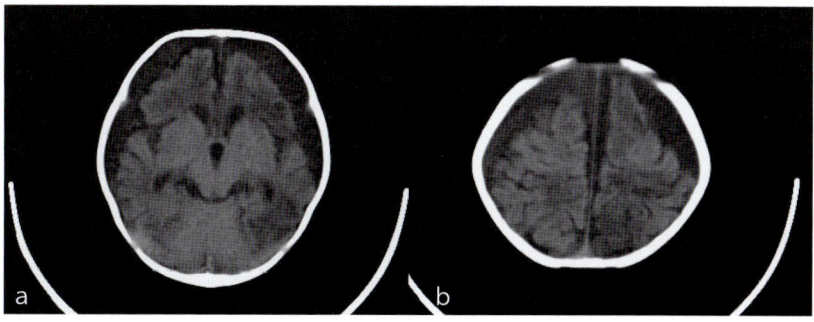

図7　入院後の頭部CT像の推移 - Ⅲ　受傷3週間後
a：前頭葉を中心にびまん性に皮質下の虚血性変化が顕著であり、さらに脳萎縮が進行している
b：頭頂部も脳萎縮が顕著であり、硬膜下水腫を呈している

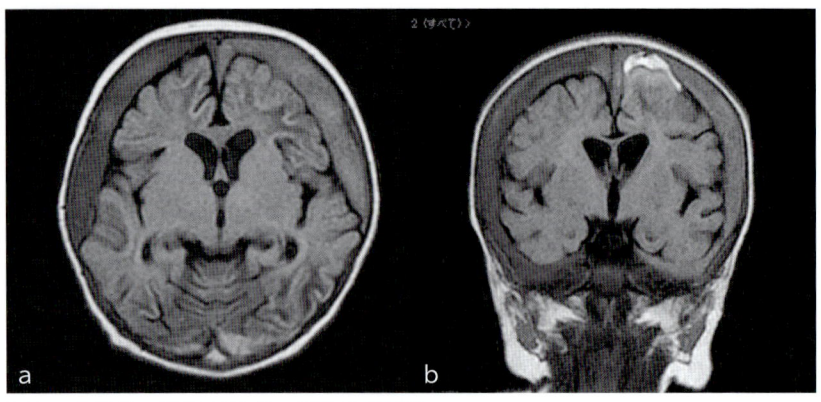

図8　入院後の頭部 MRI 像　受傷2週間後
a：Density の異なる左右の硬膜下血腫・水腫が認められ、脳萎縮が著明である
b：左頭頂部には脳挫傷とくも膜下出血が認められ、大脳全周囲に硬膜下血腫・水腫を認める

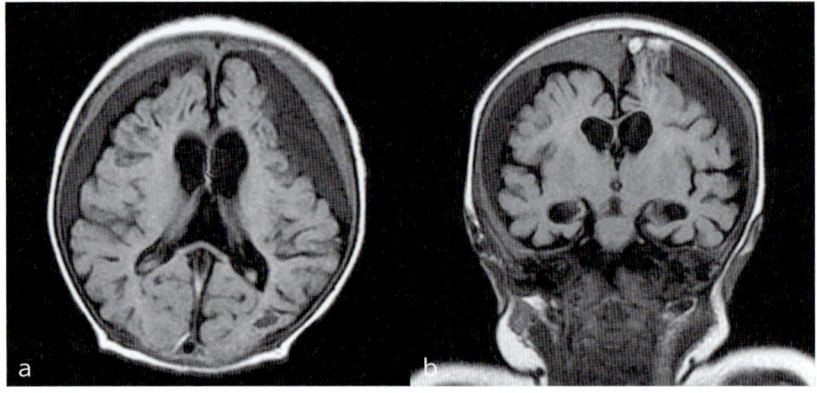

図9　入院後の頭部 MRI 像　受傷4週間後
a：2層性の硬膜下血腫・水腫が認められ、再出血を疑わせ、脳萎縮が顕著である
b：全周囲にわたって硬膜下血腫・水腫を認め、左頭頂部の脳挫傷が残存している

SBS の特徴と診断根拠

　鈍的外傷であっても、自然外傷では一般的に頭蓋骨骨折や硬膜外血腫など硬膜外損傷(図10)が多いとされています。一方、乳児期に SBS が起こりやすい解剖学的特徴としては種々のことが考えられています(表3)。

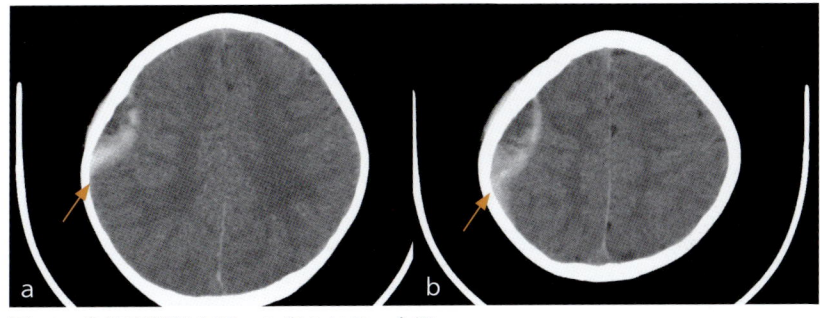

図10　急性硬膜外血腫　1歳8か月・女児
　母親とスーパーに買い物にでかけ、買物カートに乗り、カートが空の状態で、本児が立ち上がったため、カートごと転倒転落して受傷。すぐに泣くも顔色不良、嘔吐を認め、救急受診

表3　SBSの発症機序

・乳児では頭が大きく、首の筋力も弱いため、shakingを受けたときに重い頭部が激しく動きやすく、強い加速度が加わる。裂傷が起こりやすく、硬膜下静脈も破綻しやすい。
・髄鞘化が未完成で脳が全体に柔らかく、受傷しやすい。
・生理的にくも膜下腔が広いため、頭蓋骨のなかで、脳が大きく動きやすく、軸索損傷、剪断損傷(Shearing injury)を受けやすく、架橋静脈の破綻も起こりやすい。

　　　　　　　　そのため

硬膜下血腫(＋くも膜下血腫)、さまざまな脳実質損傷、網膜出血を伴う。
また、これに直達外力の影響を加味してShaken-Impact Syndromeと呼んでいる。SISの概念では、壁などにぶつけられた後の遠心力による加速力が受傷原因とされている。実際にはshakingとimpactが組み合わさっている症例が多いと考えられる。

このような解剖学的特徴下で激しく揺すられたり、衝撃を加えられることにより、硬膜内損傷が容易に起こることが推定されています。この硬膜内損傷の傷害の程度が強い割には、受傷機転が明瞭でなかったり、他部位の外傷所見に乏しいことが特徴です。自然外傷でも硬膜下血腫が起こらないことはありませんが、そのときには軽症であることも知られています（図11）。これらの所見からSBSを疑い、虐待と診断しました（図12、表4）。

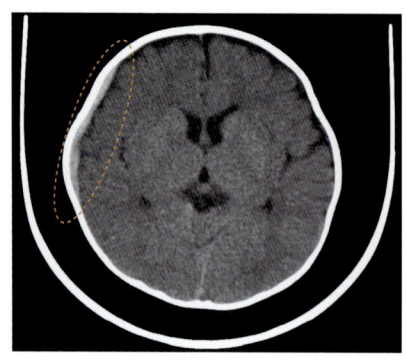

図11　自然外傷による急性硬膜下血腫　10か月・男児

　朝10時頃、つかまり立ちをしていて、フローリングの床に、ドンとのけぞるように倒れたらしい。音に気づいて母親がみると仰向けになって泣いていたとのこと。泣いた後に顔色が悪くなったため、近医を受診。嘔吐と顔色不良とグッタリしたために救急紹介された

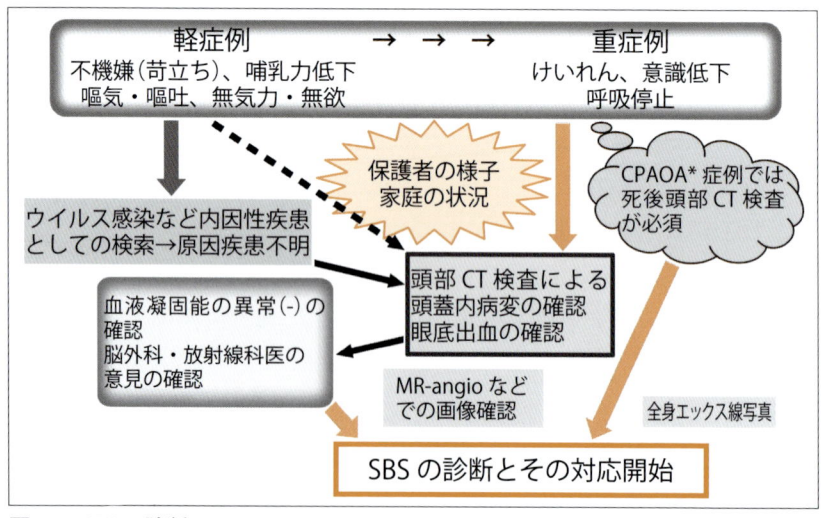

図12　SBSの診断マニュアル
　＊CPAOA：cardiopulmonary arrest on arrival　到着時心肺停止

表4　SBSの症状と診断根拠

|診断根拠となる所見・症状|

転落や交通事故など高エネルギー外傷の既往がないのに、びまん性脳浮腫・硬膜下出血・網膜出血（眼底出血）の三徴の存在で診断される。この三徴に加えて、びまん性軸索損傷・くも膜下出血なども経験する。あるいは揺さぶる支点となる部位における長管骨骨幹端骨折も経験する。

|疑うべき根拠|

多くの症例で、高エネルギー外傷を思わせるほど頭蓋内病変の重傷度が強いのに、いわゆる身体外表の外傷がなく、受傷機転の説明がつかない場合。

関係機関との連携と対応

入院翌日に児童相談所への通告を行いました。医学的根拠を示して、SBSしか考えられない頭蓋内損傷で、虐待である可能性を強調しました。祖母を交えての児童相談所、保健福祉センターと話し合いを4～5回重ねましたが、暴力行為を行ったとの告白は家族から聴かれません。母親の態度が明るく精一杯看護している事実や、祖母（57歳）がしっかりしており、本児の養育を全面的にバックアップするということが重なり、一時保護や、警察への通報も行わない方針となりました。

それでも子どもを夫婦の元に帰すことには反対する意見が強く、祖母の家に預かるという形で、児童相談所、保健福祉センターが定期的に関わりを持つという条件、および発育発達を当院で定期的に診察するという条件で退院が決定されたのです。

再入院時の状況

退院後は2週間後、3週間後と2回の定期受診をして、子どもに笑顔がみられるなどそれなりの発育発達がみられました。抗けいれん薬の血中濃度も良好で、服薬がきちんとなされていることが確認できま

した。

　しかし、退院から2か月半後、祖母の家で、再度けいれん重積により救急搬送となりました。抗けいれん薬の血中濃度は有効濃度範囲内でしたが、祖母と母親がいない時間帯の後のけいれん発作です。すぐに頭部CT検査を行い、再度両側に硬膜下血腫を認め、再出血を起こしたことが判明しました(図13)。脳圧排像が強いため、穿頭血腫除去術を行いましたが、けいれん重積が強く、昏睡状態が続きました。脳低温療法などの治療を行いましたが、脳波は平坦になり、脳死状態に陥りました。生後8か月での死亡です。

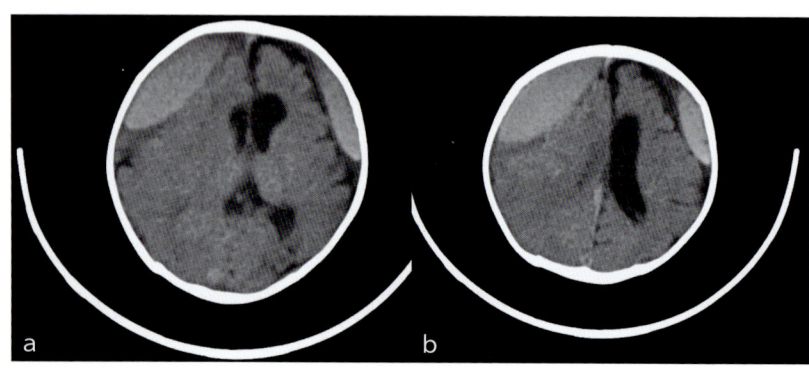

図13　けいれん頻発で再入院時の頭部CT像
　両側硬膜下血腫が顕著であり、再々出血をしたことが予測される。右側の硬膜下血腫で、脳圧排所見が顕著

本事例での反省点

　母親の養育能力が低いことを考慮して、一時保護など積極的な対応をすべきでした。祖母の熱心な育児姿勢と母親の明るさに、ほだされての甘い対応が取り返しのつかない結果を招いたと考えられます。SBSは外見の外傷痕もなく、画像診断などの医学的な専門的知識でしか重症度の判断が困難ですので、専門的な立場から子どもの危険度を児童相談所にしっかりと意見すべきであると再認識し、反省させられたケースでした。

2 地域のかかりつけ医として出会った事例

　地域のかかりつけ医は、いろいろな方の人生に関わる機会があります。また、かかりつけ医や地域の関係者が虐待防止のための努力を重ねているにもかかわらず、虐待報告事例が次から次と増えるのは、社会人であり小児科医の一人として心が痛む昨今です。

　開業小児科医は、病院に勤務する小児科医と異なり、虐待の種別でいうと、目にみえないネグレクト、心理的虐待、性虐待に遭遇する機会が多いように思えます。また、子どもの成長過程の一時期に関わる小児科医としては、その後子どもが成長しどのようになったか、気になることも多いものです。

　以下の2例は、私自身が日ごろの診療のなかで体験し、いまでも転機について考えさせられる事例です。また、子どもたちの共通する問題として、①関係者による情報共有化の困難さ、②子どもの置かれている立場、③家庭機能不全がありました。開業小児科医は多かれ少なかれ同じような事例を経験したことがあるのではないでしょうか。

　子どもは自ら訴えることはできないので、情報共有の徹底が可能であればあるほど助けることができる事例はもっと増えるのでは、と感じています。

どうなったか気になっている家族機能不全の事例

　児童虐待について、坂井聖二は虐待発生の3要素について
　①生活上のストレス
　②加害者のパーソナリティ
　③子どもの存在
であると話されていましたが、以下の事例はまさにそのすべての要素が関連しあったケースであったといえます。

> 事例　7歳・男児
> 主訴：言葉がでない

　この事例では、母親が離婚をくり返して家庭機能不全となるとともに、子どもたちはそのたびに異なった保護者のもとで適応をせまられました。まず思春期に近かった長女が適応障害となり、リストカットという問題行動を起こしました。その後一見、家族の問題は収まったかのようにみえましたが、母親の再婚を機に問題が再浮上しました。長男も中学生となり長女とは異なった形ですが新しい保護者とは折り合いがつかず、暴力を受け祖母宅へ避難しました。次男は言葉がでなくなり、緘黙（かんもく）となって顔から表情がなくなり、周囲とのコミュニケーションがとれなくなりました。

　かかりつけ医として詳細な家庭機能不全状態は把握ができませんでしたが、子どもたちの置かれている環境はうすうす感じられ、スタッフとともに次男受診の際は「声かけ」を実施しました。診療の際は「学校での出来事、夏の海外体験サークルでの出来事」など子どもの自慢できる話を聞く側になることを心がけましたところ、次第にいろいろな話ができるようになりました。さらに高校生となり演劇部に入り他人の前で自分を表現できるようになったのです。

　かかりつけ医としては、風邪の診察や、予防接種などを利用しての見守りは可能でしたが、年齢が進むにつれ会う機会が少なくなり、これらの子どもたちの成長は大変気になっていました。

　後日、長女は大学進学、卒業、仕事につきましたが、ある日自殺してしまったと祖母から報告を受けました。その後、言葉がでるようになり、自己表現可能となっていた次男がどうなったのか、また義理の父親となった人から暴力を受けた長男はどうなったのか、大変気になるところです。

　現在の要保護児童対策地域協議会のように、社会で要保護対応の子どもたちの個人情報を守りながら担当者間で情報を共有するシステムを確立することができたならば、長女のような悲劇を阻止できたので

はなかったかと悔やまれます。

介入により救えたと思う性虐待の疑い事例

事例　2歳・女児
主訴：下着が汚れる

　既往歴ならびに家族歴には問題がなく、母方の祖母とともに来院しました。受診当初は外陰炎を疑い、抗生物質投与ならびに外陰部のケアを指導して経過を観察していました。しかし、たびたびくり返すことと、両親が共働きで母親がいない日の翌日にトラブルが多いという特徴がありました。祖母は、孫から母親のいない日にお父さんが陰部に白いものをつけるという発言を聞き、相談に来られたのです。
　開業小児科医として悩んだことは、
　①　家庭内不和があり、疑心暗鬼になって相談に来られたのか否か？
　②　実の父親がそのようなことを果たしてするのか？
　③　3歳前の子どもの証言がどの程度信用できるのか？
　④　相談を受けた小児科医としてどのような行動をとるべきか？
　⑤　このまま経過観察してよいのか？
ということでした。
　そこで母親にも来院していただき、祖母が訴えておられたことの信憑性について打診することからはじめました。母親も当初は虐待があるとは疑っていませんでしたが、子どもに問題が起こるのは自分が勤務で家庭にいない時間帯であること、子どもから得られる情報がかなり正確なことから、後日再度相談に来られました。そこで、膣の外傷の有無ならびに膣内の分泌物の存在の有無について、大学病院の産婦人科に依頼することにしましたが、結論的には立証が難しいという報告でした。
　産婦人科的な立証が確実にできないことから、この問題をどう解決すべきか、ということが新たな課題となりました。地域のかかりつけ医としてできることは、万が一、これが事実で放置した場合に子ども

の心はどうなるかを、他の虐待事例から母親に話しました。そのうえで、これらの状況証拠から母親が父親と話し合ったうえで、子どもにとってどのような解決がベストであるかご夫婦で検討いただき、専門の方と相談いただきたいことを伝えました。

その後、母親からは数年後に離婚し、母子ともども健康に暮しているという報告を受けました。

性虐待は密室で行われるため、証拠を示すことはかなり困難であり、一方で、それが事実であった場合に放置したときの子どもの心の傷つき方は修復不可能になる危険性があるため、かかりつけ医としてはどこまで関わってよいか悩んだ事例でもあったのです。

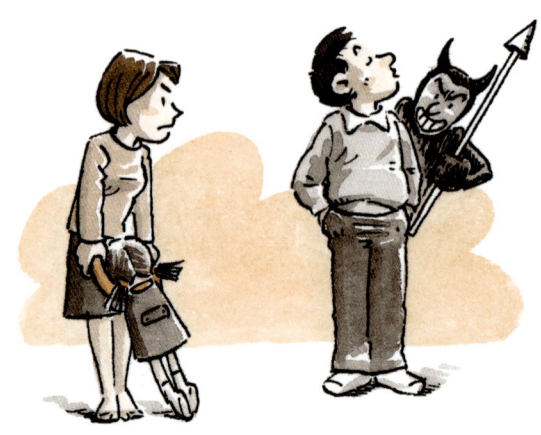

3 外国人家族への支援にみるかかりつけ医の役割

　国際化の進展のなかで、医療機関においても、外国人の来院が多くなってきました。私の診療所では、現在、11か国の方々が来られていますが、在日理由や家庭環境など事情はさまざまです。まったく日本語が通じず、来院理由もよくわからないこともありました。わたし自身、海外生活では、言葉がわからないと何でもないことに時間がとられ、しかも何回も問い直すこともできず、我慢せざるを得ないことがあったことを憶えています。

　かかりつけ医は、言葉を超えて、子どもの心身の状況を把握することができるため、その接点を地域の関係機関に結ぶことも可能です。

　以下の2事例は、母親が外国人で日本語が十分に通じないため苛立ちが強く、子どもに影響があった例です。それぞれに私にとって、かかりつけ医としての関わり方を考えさせられました。今後、地域のかかりつけ医は、このような事例に出会うことがますます増加すると思われますので、児童虐待の防止の面でも、外国の方々と共生する概念が必要になります。

事例　1歳・男児　中国

　子どもの風邪でよく来院されていました。母親は、日本語は片言ですが、漢字を使いながら、かろうじてコミュニケーションがとれました。ある日の診療で、子どもの胸に火傷の跡があり、ケロイド状となって隆起していました。子どもの表情には暗いものがなく、見守ることにしました。

　その後、母親が子どもを叱る光景をみました。かなりのヒステリックな状態で、周囲を震撼とさせてしまうものでしたので、家庭環境の把握が必要と思われました。

　そこで、住居地区の保健所に連絡し、健診事業、予防接種事業のな

かでの関わり、ならびに見守りをお願いしました。
　このようなケースは、同胞で在日経験の長い方の協力があると、状況把握も簡単にでき、また見守りも可能です。しかし、周囲からまったく支援がなく孤立した環境ですと、ひとえに母親の異国での適応能力にかかってきます。また、対応の仕方を間違うと文化の違いからくる誤解を招く危険性もあり、どう対応すべきか悩む事例でした。

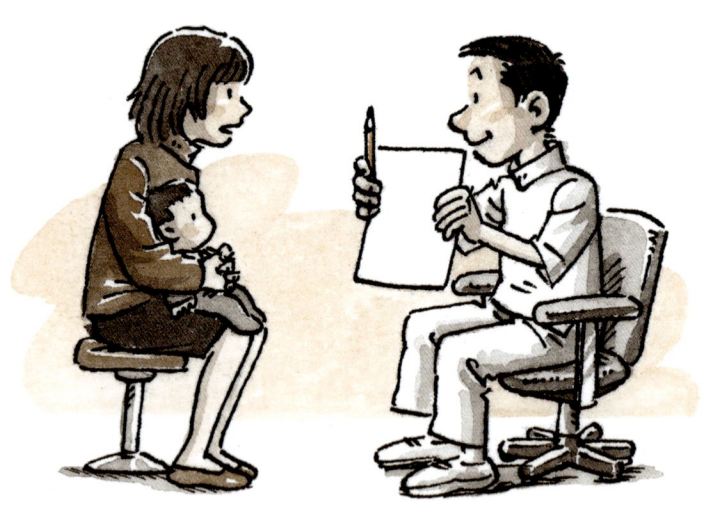

事例　4歳・男児　ロシア

　この男児は長男で、次男が生まれるまでは母親の愛情のもと、すくすく育っていました。次男出生後、母親の育児疲れが顕著となり、長男の幼稚園の送り迎えや運動会など幼稚園の事業参加で日々の生活に無理がでていました。父親は日本人ですが夫婦間での会話は英語です。両親とも母国語でないため、十分なコミュニケーションはとれていません。

　一般に4歳から5歳の子どもは行動力があり叱られることが多いものですが、この男児には次男出生後からチックと思われる首の異常運動が出現し、表情が乏しくなったため父親が相談に来られました。母親のストレスからくる長男への言葉の暴力に近い形での圧迫と判断し、母親への対応が必要と考えました。子育ては文化が背景にあるため、どこまで介入していいか悩み、父親と相談し関係機関との連携のなかで解決策を模索することとしました。

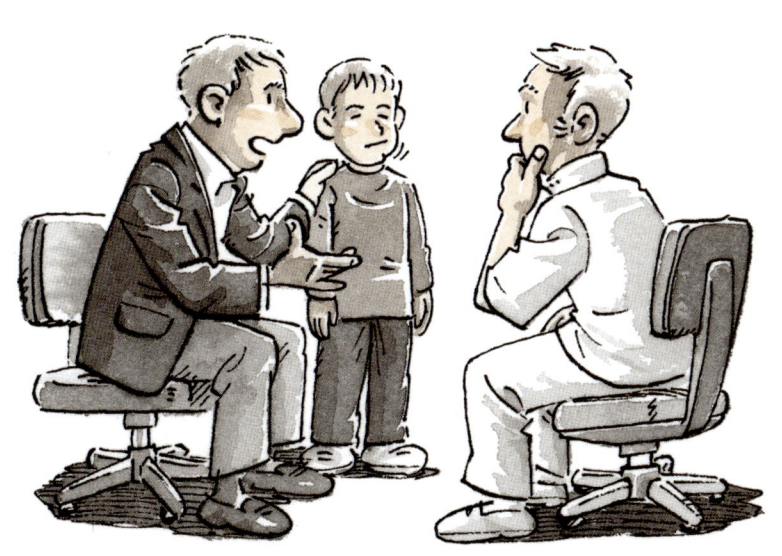

4 歯科からの連携依頼が支援につながった事例

　歯科医療従事者は「生命の危機」にさらされている子どもをみる機会は少ないかもしれません。しかし、その前段階の「危険な環境」にいる、もしくはそこに移行する可能性がある子どもに気づくことはできます。助けを求めている養育者に気づき、支援を行い、見守ることが重要だと気づかされた事例です。

事例　2歳10か月、女児

　患児は母親に連れられ来院しました。数日前から患児がご飯を食べなくなり、母親が心配になって連れてきたとのことでした。既往歴、服薬、アレルギーなどはないとのことでした。口腔内を診査すると、上顎両側乳中切歯がう蝕症（むし歯）でしたが、ものが食べられないというほどの状態ではありませんでした。

　主訴と歯科疾患の関係に納得がいかず、患児が年齢のわりに発語が少なく、発達も遅れているように思えたため、母親に「口の中だけの状態をみると、ごはんが食べられない、ということは考えにくいので、医科の先生に診てもらった方がお母さんも安心ではないですか」と提案しました。対診書に主訴と歯科診断のほか、「口腔内の現症だけで摂食障害を起こすとは考えにくい」ことを書き添え、小児科に対診を求めました。

　その日のうちに、小児科担当医より返事が届き、小児科で小頭症、ネグレクトと診断されたとのことでした。

　小児科での詳細な問診で、母親は未婚で、患児出生の10か月前に第1子の妊娠中絶を行っていたこと、患児の妊娠には気づかず、在胎週数不明で、陣痛の出現により2,300gで自然分娩したこと、小頭症を指摘され生後9か月までNICUで管理されていたこと、その後、内縁の夫との離別や転居により、適切な療育はされず、健診、予防接種

も受けておらず、医療機関へも受診していなかったことが聴取されました。引き続き、小児科で作業療法や摂食指導、療育指導などが行われることになったとのことでした。

事例を通じて

　歯科医師が既往歴を尋ねたときに、例として医科的な疾患を挙げた際、患者から「歯科医師にそんなことを話してわかるのか」と驚かれたという話を聞いたことがあります。患者にしても、歯科医師にどの程度の既往歴を話していいのか、歯科疾患に限定した既往歴を話せばいいのか、医科の既往歴を含め話せばいいのかわからない患者は多くいると思われます。この事例でも、医科的な疾患を例に挙げ、既往歴について尋ねましたが、母親から聴取できませんでした。

　歯科医療従事者が問診の際に聴取する項目も、医師や医院によりさまざまですし、患者が答える内容や範囲もさまざまです。そのため、あたり前のことですが、主訴に関して、患児や養育者の言葉に耳を傾け、必要があれば画像診断も行い、両者の話や現症を検討することが重要になります。

　その上で、自分の専門領域だけでは主訴や問診で得られた情報が矛盾する、また解決しない場合は積極的に専門家に相談するべきです。

　円滑な連携には、症状の解釈と診断の説明が必要です。事例における対診書で、「う蝕を認めます。貴科にてご高診の程お願いします」と記載するだけでは相手が歯科の知識に長けている医師でない限り、「う蝕があれば、摂食障害は当たり前。歯科治療をお願いします」ということになるでしょう。そうではなく、「う蝕を認めます。しかし、この程度のう蝕で摂食障害を起こすことは考えにくいため、医科的に精査をお願いします」というような依頼であれば、医科の先生にも依頼の真意をより正確に理解していただけるのではないでしょうか。

まとめ

　子ども虐待の診断を行うにあたり、虐待であった場合の多職種間の連携を成功させるためには、自分の領域の専門性を活かさなければなりません。また虐待ではなかったとしても、受診した理由である傷病の治療や予防を行うためには、自分ができることをしっかりと行い、他領域の担当者にわかりやすく伝えることで連携が円滑に進み、子どもや養育者を見守る目は大きくなっていくと思います。

　それには、自分のできる仕事を確実に行うことが第一段階です。あまり難しく考えないでください。歯科医療従事者は、毎日、患者さんの症状を聞き、検査を行い、診断をし、治療方法を選択し、治療というサポートを行っているのですから。歯科医療従事者は小さな芽を摘むことから、虐待の防止や子育て支援に協力し、連携を広げていきましょう。

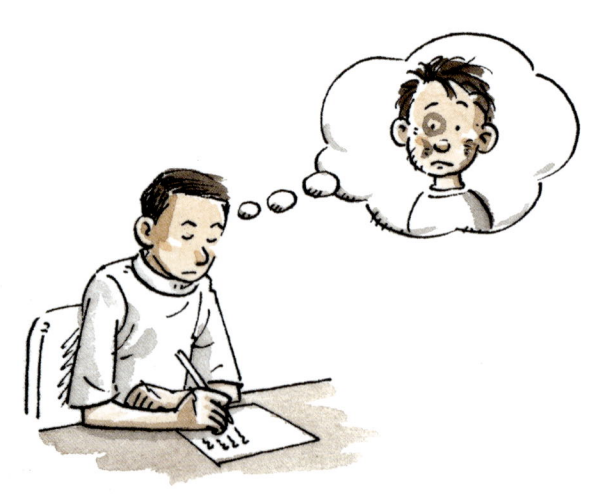

第 II 章

子ども虐待とは

　子ども虐待の予防・早期発見・対応のためには、地域の関係機関が連携しながら子育て家庭を支えていくことが必要です。
　医療機関にとって、子育て家庭との関わりは診療や健診という「点」かもしれません。しかし、医学的な専門性を活かして「点」を確実に把握し、在宅支援を通じて「線」につなげていく役割は、医療機関にしかできない役割です。市町村、保健機関、学校・養護教諭、児童相談所などの役割をふまえながら連携し、各機関の「点」や「線」を「面」に拡げ、多面的に子育て家庭を支援していきましょう。

1 子ども虐待とは？子どもの権利とは？

子ども虐待の定義

　人間は社会のなかで、人間関係を中心に生きています。社会は個々の人間によって成り立っています。人間同士が助け合い、学び合い、知恵を絞ることで文化が生まれ、社会は繁栄してきました。社会全体が安定し、成長・発展していくためには、社会を構成している一人ひとりの人間の生命が守られ、自由が保障される必要があります。

　個人の生命が守られず、また守ることもできず、主体的な言動が許されないような生活環境のなかにいると、人間の心は健康のバランスを失います。その結果、人間は生産的な活動ができなくなり、破壊的・破滅的な方向へと向かいます。すべての社会人が"虐待"という問題を真剣に考えなければならない理由はここにあります。

　異常で特異な二者関係のなかで、いまここに生きている相手に対して、人間としての尊厳を踏みにじる行為を"虐待"といいます。いじめは虐待に通じ、虐待は相手を死に至らしめてしまう場合があります。相手の心を無視し、相手の意に反する行為は、言語的・身体的の区別なく虐待行為と考えられ、ときには傷害致死行為に等しいほどのダメージをもたらすものです。

　子どもを虐待する行為を"子ども虐待"といい、「子どもの権利を侵害する行為を子ども虐待」と定義します。いじめ同様に、虐待する側に虐待しているという意識がまったくないことも少なくありません。一方的な支配－被支配という二者関係で、子どもの自然な成長・発達を支援しない親の態度・言動はすべて虐待行為に等しいともいえます。

　たとえば実質的には親の折檻でも、これは愛情ある親の躾であると自己の行為を正当化する親がいます。また子どもの生命・生活を守り、

子どもとの基本的信頼関係を確立するのが親の役割です。その責任を放棄し自分の無責任さを棚に上げ、子どもをほったらかしにしていながら、放任主義で自主性を育てていると自慢する親もいます。いずれも虐待といってよいと思います。

子どもの権利とは

子どもには、「社会のなかで健康に生きる」権利があります。その権利を守る責任は大人にあります。子どもは、本能的に自分一人だけでは社会のなかで生きていけないことを知っています。そのため、子どもは大人以上に人の顔色を読みとることがうまく、人の心には敏感で、いま自分の置かれている状況に必死に適応しようと努力しています。このように健気(けなげ)に生きようとしている子どもの姿を大人は流してはいけません。

子どもには常にやさしく接し、子どもの生命と主体性を大人が真摯に守り続けることで、子どもは生きる意味、生かされている現実を感じることができるようになります。子どもに自由でありかつ保護された生活空間を与えることが、子どもの権利を保障します。

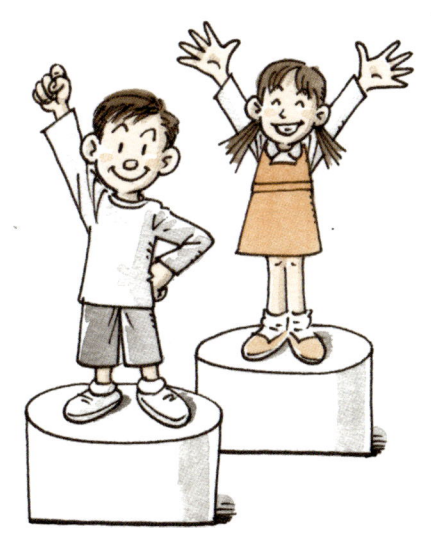

子ども虐待の定義
子どもの権利を侵害する行為を子ども虐待という

子どもの権利
子どもには、社会のなかで健康に生きる権利がある。その権利を守る責任は、大人にある

2 子ども虐待は増えている？

「子ども虐待は増えている」……ニュースや新聞でよく見聞きしますが、何をもって虐待が増えていると捉えるのでしょうか。

子ども虐待が増えていることを示すデータとして、よく使われるのが、全国の児童相談所で対応した、児童虐待相談の件数です。児童相談所で受ける相談は、育児支援や子どもの障害への対応なども含めて、毎年約35万件前後ありますが、現在その約1割が、子ども虐待に関する相談です。また相談件数自体は、年によって変動がありますが、児童虐待相談は、年々増加しています。平成17年度から児童虐待対応の窓口と位置づけられた市町村においても、児童虐待に関する相談が増加しています（図1）。

児童虐待防止法が制定された平成12年度前後に、相談件数が急激に増加しており、法制定をきっかけに、虐待に関する普及啓発が進み、社会的な認知が進んだ面もあるといわれています。

また、図2は、児童相談所における所内一時保護件数の推移ですが、児童虐待による保護件数は増加傾向にあり、保護件数全体に占める割合は、平成15年度の28.3％から平成20年度には39.9％に上昇しています。さらに、残念なことに、虐待により命を落とす子どもも後をたたず、平成17年の死亡件数（心中以外）は51件、18年は52件、19年は73件でした。平均すると、1週間に1人以上の子どもが虐待により命を落とすような状況となっています。

虐待は、社会全体で未然に防止したり、早く発見して救うこともできる家族の病です。児童虐待相談の対応件数が増えているなかで、医療機関からの相談は4％台で推移しており、まだ少ないのが現状です（図3）。しかし、児童虐待に対する医療的ケアは非常に重要であるため、国は「子ども・子育て応援プラン」（平成16年12月）において、すべての都道府県・指定都市で、児童相談所における地域の医療機関と

の協力・連携体制の充実を図ることを目標としており、平成21年4月現在、181か所、約9割の児童相談所において連携体制が構築されています。近年の子ども虐待に関する報道のなかでも、医療機関の発見と行動が重要な役割を果たした例がみられます。子どもの命を守る医療従事者だからこそ、子ども虐待への「気づき」の目線を持つことが不可欠です。

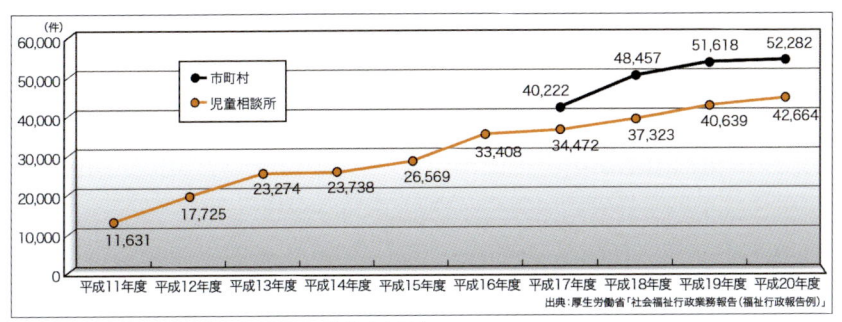

図1　児童虐待相談対応件数の推移（全国）

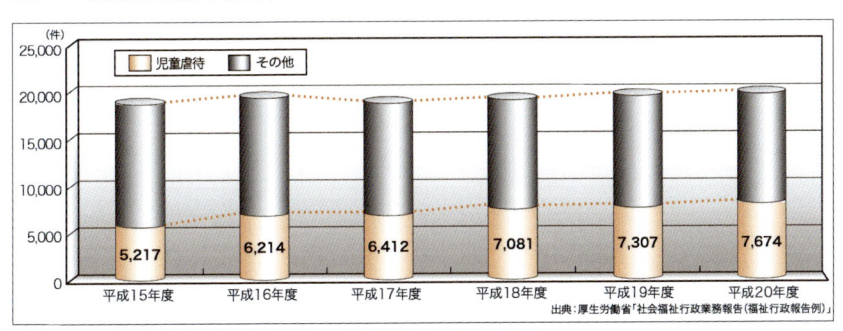

年度	市町村	児童相談所
平成11年度		11,631
平成12年度		17,725
平成13年度		23,274
平成14年度		23,738
平成15年度		26,569
平成16年度		33,408
平成17年度	40,222	34,472
平成18年度	48,457	37,323
平成19年度	51,618	40,639
平成20年度	52,282	42,664

出典：厚生労働省「社会福祉行政業務報告（福祉行政報告例）」

図2　児童相談所における所内一時保護の状況（全国）

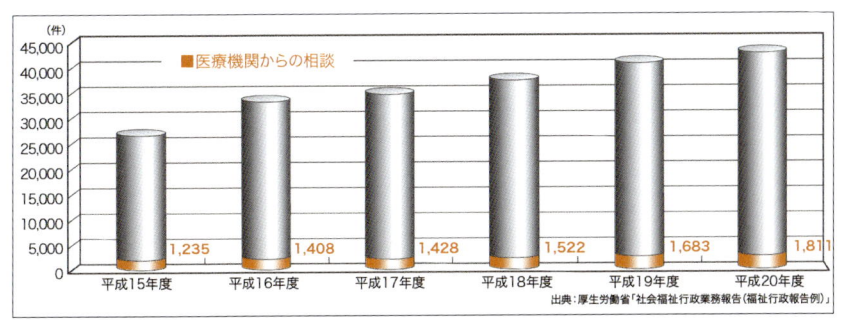

児童虐待／その他
- 平成15年度：5,217
- 平成16年度：6,214
- 平成17年度：6,412
- 平成18年度：7,081
- 平成19年度：7,307
- 平成20年度：7,674

出典：厚生労働省「社会福祉行政業務報告（福祉行政報告例）」

図3　児童相談所における児童虐待相談のうち医療機関からの相談件数（全国）

医療機関からの相談
- 平成15年度：1,235
- 平成16年度：1,408
- 平成17年度：1,428
- 平成18年度：1,522
- 平成19年度：1,683
- 平成20年度：1,811

出典：厚生労働省「社会福祉行政業務報告（福祉行政報告例）」

Ⅱ　子ども虐待とは

3 子ども虐待の特徴

子ども虐待の特徴を、全国の児童相談所で対応した虐待相談の内訳により示します。

虐待の種別

平成20年度の虐待対応件数42,664件のうち、身体的虐待が16,343件（全体の38.3％）、ネグレクトが15,905件（同37.2％）、性的虐待が1,324件（同3.1％）、心理的虐待が9,092件（同21.3％）でした。平成11年度時点との比較では、平成20年度の虐待対応件数全体は約3.7倍となっていますが、ネグレクトは約4.6倍、心理的虐待は約5.6倍となっています（図1）。趨勢をみると、ネグレクト、心理的虐待の占める割合が増加しています。

医療機関からの相談においては、平成20年度の相談件数1,811件のうち、身体的虐待が50.2％を占め、以下ネグレクト38.1％、心理的虐待9.3％、性的虐待2.2％となっています。

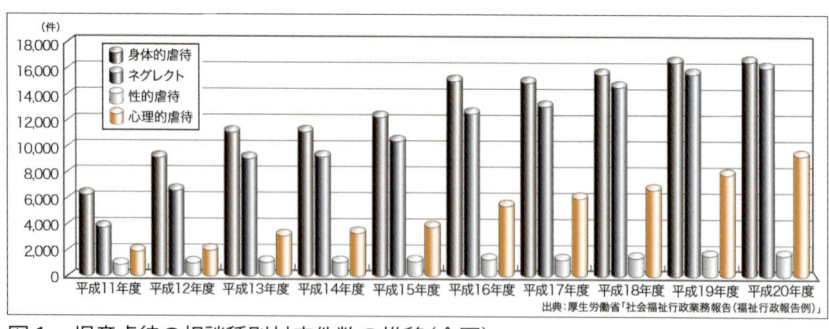

図1　児童虐待の相談種別対応件数の推移（全国）

なお、「児童虐待相談のケース分析等に関する調査研究」（平成21年3月　財団法人子ども未来財団　主任研究者丸山浩一）による、被虐待対応ケースのサンプル調査では、身体的虐待の27％が心理的虐待を、

心理的虐待の 36％が身体的虐待を同時に受けていました。

主たる虐待者

　平成 20 年度の虐待対応件数 42,664 件のうち、実母からの虐待が 25,807 件（全体の 60.5％）、実父からの虐待が 10,632 件（同 24.9％）でした。趨勢でも、実母が約 6 割、実父が約 2 割という、主たる虐待者の構成割合は、大きく変化はありません（図 2）。

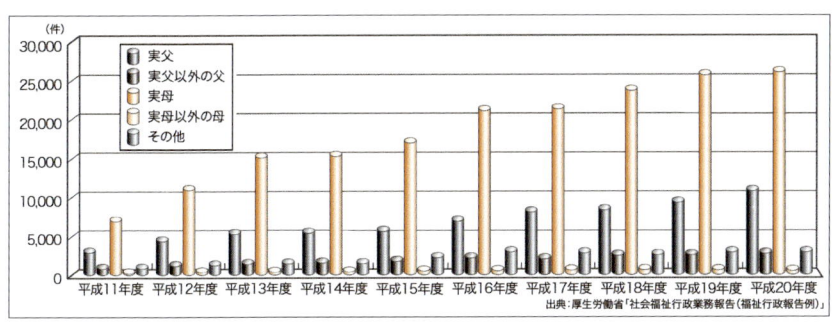

図 2　児童虐待相談の主な虐待者別件数の推移（全国）

虐待を受けた子どもの年齢

　平成 20 年度の虐待対応件数 42,664 件のうち、0 歳〜3 歳未満の子どもが 7,728 件（全体の 18.1％）、3 歳〜学齢前児童が 10,211 件（同 23.9％）、小学生が 15,814 件（同 37.1％）、中学生が 6,261 件（同 14.7％）、高校生・その他が 2,650 件（同 6.2％）でした。趨勢では、3 歳〜学齢前児童の割合が減少傾向に、中学生の割合が上昇傾向にあります（図 3）。

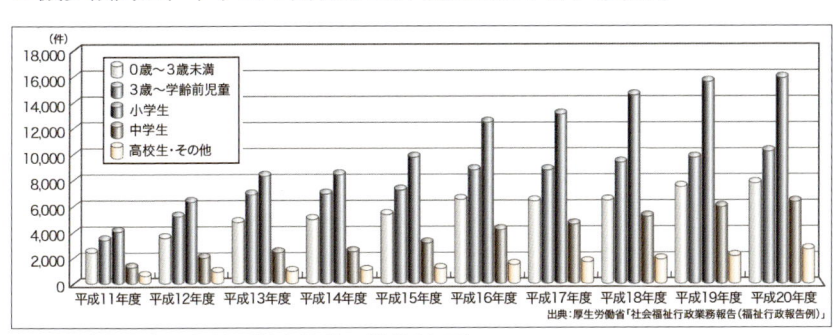

図 3　被虐待者の年齢別対応件数の推移（全国）

4　子ども虐待の種類

　子どもが正常に成長・発達を遂げるために必要な、健康的な生活環境を破壊するような行為は、すべて子ども虐待につながります。心理的・経済的な事情が背景にあって、大人の勝手な都合で子どもに関わるすべての行為はこれにあてはまります。実際には、家庭内で生じる子ども虐待のほかに家庭外で生じる虐待もあります。日本の児童虐待の防止等に関する法律では、保護者等からの虐待に限定されていますが、国際的にはこのような限定はありません。

家庭内での子ども虐待

身体的虐待

　子どもの心の成長に必要な教育的・躾(しつけ)的な配慮をまったく無視して、一方的に子どもに暴力を振るうことを"身体的虐待"といいます。外傷が残ったり、生命に危険がおよぶこともあります。具体的には、殴る、ける、たたく、つねる、揺さぶる、放り投げる、壁に頭をぶちつける、柱に縛って暴行する、刃物で刺す・切る、火を押しつける、熱湯をかける、首を絞める、毒を飲ませる、溺れさせる、寒い夜に外に放りだすなどです。

ネグレクト

　子どもは、自身の心身の安全が保障されていると意識できるような生活環境のなかで、健康的に育っていきます。子どもが健全に育っていくために必要な、生活上のケアをまったく与えられない無責任な行為を"ネグレクト"といいます。具体的には、子どもを捨てる、適切な衣食住の環境を与えない、病気になっても医者に診せない、低年齢の子どもを一人にさせる、学校に行かせない、子どもを不衛生な環境に放置する、などです。

性虐待

　"性"は"生"につながり、身体だけではなく、人間としての心の根源的なものを考える糸口にもなります。それゆえ性的な被害を受けると心が深く傷つき、人格形成にも影響が及ぶことになるのです。子どもにとって不適切で不健全な性的行為を強要することや、性的関係や性的な露出（性行為やポルノを見せたりなど）により子どもの心を脅かす行為を"性虐待"といいます。

心理的虐待

　身体的・物理的以外のもので心が傷つく行為を"心理的虐待"といいます。たとえば子どもがかまってほしいと思っているときに無視をしたり関わりを拒否する、子どもに恐怖感を与えるような言葉を使う、子どもの努力を評価しようとしない、ほめない、やさしく接しない、などです。家庭内暴力の目撃も含まれます。

家庭外での子どもの虐待

　具体的な内容は、身体的虐待と性虐待に含まれます。たとえば人身売買、拉致、誘拐、児童労働の搾取、臓器売買、ポルノグラフィーの被写体にする、売春などです。

　家庭外での子どもの虐待も、社会構造のなかで100パーセント大人の責任により生じます。いまの社会を作った大人が虐待という問題を真剣に考えなければならない理由はここにあります。

表　子ども虐待の種類

家庭内で生じるもの	家庭外で生じるもの
身体的虐待	児童労働の搾取
ネグレクト	人身売買
性虐待	拉致・誘拐
心理的虐待	臓器売買
	ポルノグラフィーの被写体にする
	売春など

Ⅱ　子ども虐待とは

5　身体的虐待

身体的所見

　特徴として、新旧混在した外傷痕が知られていますが、外傷痕の部位は一見ではみえにくい部分(臀部、大腿の内側、腋窩、背中など)です。顔や頭に疑わしい外傷がある場合、虐待の進行や虐待者がかなり暴力的でエスカレートしやすいことを推測すべきです。

頭髪・皮膚

　人為的抜毛では、毛根に一致して微出血が認められることが、病的脱毛との違いとなります。皮下血腫は、皮下組織の少ない頭皮下ではブヨブヨに、皮下組織の多い場所(臀部など)ではパンパンに腫れます。

　皮膚の外傷痕は、出血斑・紫斑・血腫、裂傷・挫傷、熱傷などにより多様です。部位は転倒など自然外傷で起こらない部分(四肢の裏面、関節内側部など)です。

頭部外傷

　頭蓋骨では、多発性、両側性、放射状、縫合線を越えた骨折の場合、虐待を疑う必要があります。脳実質外では硬膜下(出血)血腫(とくに大脳鎌に沿った半球間裂)、眼底出血、両側性や発症時間の異なる出血は有意です。脳実質内では、絞扼や窒息による低酸素脳症や軸索損傷や脳挫傷、梗塞性病変などあらゆる病態が生じます。非特異的な損傷も多く、これらの外傷に見合う病歴の存在の確認が最も重要です。

骨折

　骨の部位、骨折形態、身体での場所、年齢などを加味して虐待の可能性を判断します。虐待に特異度の高い部位は骨幹端骨折(バケツの柄骨折、角骨折)です。形態で特異度が高いのは、らせん状骨折、鉛管骨折、膨隆骨折、横骨折などです。特異度の高い場所としては、肋骨、肩甲骨(骨体部)、肩峰突起部、椎骨、鎖骨外側部、手の骨などです。

特異度の低い部位（長管骨骨幹部など）でも、歩けない乳児では虐待の可能性が高くなるため、年齢による判断が重要となります。全身骨スクリーニング検査は、虐待を疑った2歳未満では必ず行い、2～5歳では虐待による骨折を認めた場合に必須な検査です。

熱傷

不慮の事故と異なり、熱傷源が容易に推定できる、境界が明瞭である、熱傷面の程度が一様である、飛沫熱傷（Splash burn）がない、などの特徴があります。凶器となる熱傷源では、タバコ、ライター、電気ゴテ、アイロン、車のシガレットライターなどがあります。手足を熱湯に入れられると手袋・靴下状に熱傷します、風呂では周囲の熱傷度が強く中心部が弱いドーナツ現象などが特徴的となります。

診断

図のように、身体的所見や経過を総合的に評価して診断します。

虐待の悪循環が一気にエスカレートして、致死的な暴力を受ける結果になることを考え、早め早めの対応をすべきです。死因は硬膜下血腫が最も多いとされています。

```
・受傷機転不詳の外傷
・説明から予測される受傷エネルギー以上の外傷程度
                                    ← 受診の遅れ
 ┌──────┬──────┬──────┬──────┐
頭部外傷    熱傷      新旧骨折の存在   打撲痕
  │         │           │             │
低年齢児の  境界明瞭・   骨端部位の骨折  新旧混在した
硬膜内損傷  熱傷深度     骨折形態の異常* 外傷痕の存在
の存在      均一な熱傷
  │         │           │             │
眼底出血、  熱傷源（凶器） 肋骨や肩甲骨、 自然外傷では
骨幹端骨折  が容易に      椎骨など部位  受傷しない内
の存在、半  推定可能      の特異性     側・裏側の損傷
球間裂硬膜
下血腫の存
在など

骨折や熱傷など多発              器質的疾患のない
外傷の存在                      発育発達障害の存在
         ↓        ↓
         身体的虐待
         （疑い、確定）

                    *骨折の形態は本文参照
```

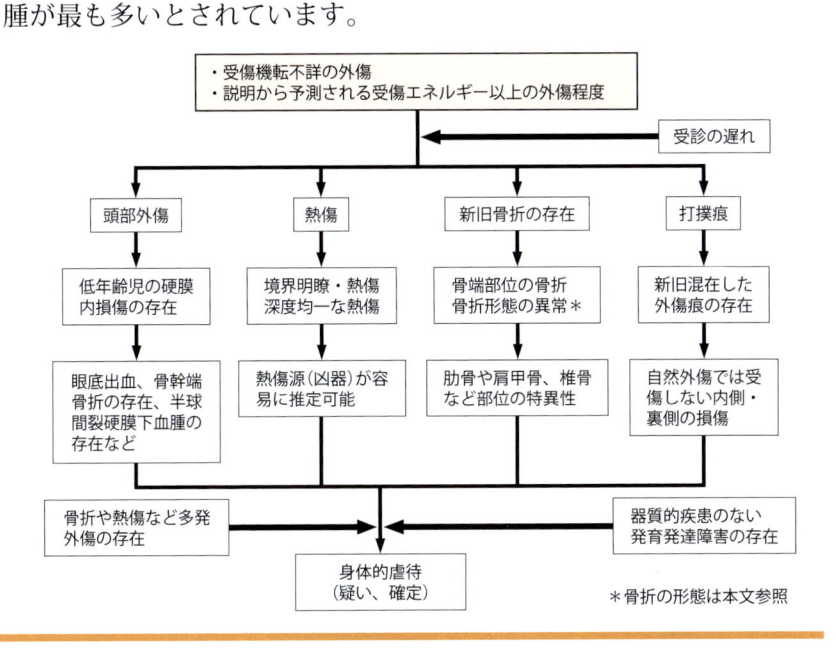

6 ネグレクト

　自分ひとりだけの力では社会のなかで生きていけないことを本能的に知っている子どもは、親に依存し、大人に助けられて成長していきます。社会的に自立し、一人前の大人になるまでは子どもの生活を守り、支えることが大人の責任となります。子育てに必要なあたりまえともいえる親の役割、大人としての責任と義務の自覚を無視・拒否する行為を"ネグレクト"といいます。

　子どもが健康に育っていくために必要なものや、子ども自身が必要としているものを大人の恣意的な判断で与えなかったり、無視したり、拒否することはすべてネグレクトとなります。ネグレクトは子どもにとって不適切な養育環境となり、子どもの人格形成にも影響し、心理的虐待にも重なります。

衣食住に関わるネグレクト

　子どもの心身の健康・安全が守られるために必要な年齢相応の栄養、衛生、保健、プライバシーなどが保障されない場合は、ネグレクトといえます。具体的には、食事を与えない、着替えをさせない、不潔なままにさせておく、気温に適した衣類を与えない、健診や医療を受けさせない、子どもの睡眠覚醒リズムを無視した生活をする、子どもが自由にして保護されていると感じることのできる生活空間が家のなかにない、などがあげられます。

心のネグレクト

　子どもの心が成長していくためには、人との健康な心のやりとりが不可欠です。子どもは未熟なるがゆえに親に甘え、依存し、頼り、愛情を求め、わがままをいってかまってほしいと考えます。親からは、社会の仕組みやルールを教わり、人間関係の基本を学びます。自分の

力で成長していこうとして子どもは親を強く意識し、親から生き方を学ぶために、まとわりつき、離れようとしません。これが子どもにとって重要な関係性です。

　子どもが健康に育つために必要としているケアを与えない行為は、すべてネグレクトに通じます。子どもにとって必要な愛情が手に入らないという満たされない欲求不満の状態が続きますと、子どもの心は健康のバランスを失い、無力感や絶望感、拒否感が生じ、心の成長がストップしてしまいます。子育てに手のかかる理由はここにあります。

　ネグレクト（情緒的ネグレクト）の具体例としては、子どもの笑顔に笑顔で応えない、子どもの目線にあわせて話そうとしない、子どもの「なぜ？」との問いにきちんと答えない、子どもが求めてくる身体的接触を拒否する、子どもに話しかけられても返事をしない、子どもがまとわりつく行動を拒絶する、などです。

教育ネグレクト

　子どもが人格的に成長していくためには学習が必要です。学習とは、お手本から学び、学んだものを日常生活のなかで試し、自分の適性、能力に見合ったものを身につけていく作業です。学習できる場が学校です。学校に行かせない行為は、ネグレクトになります。

表　ネグレクトの内容

衣食住に関わるもの	心に関わるもの
食事を与えない	笑顔で接しない
風呂に入れない	返事をしない
着替えさせない	ほめない
健診や医療を受けさせない	スキンシップを拒否する
基本的生活習慣を崩す行為をする	教育に関わるもの
家庭のなかで安心して過ごせない	学校に行かせない

7 医療ネグレクト

　医療ネグレクトは米国児童福祉協会などの定義がありますが、本邦では「子どもの健康に関することで医療的ケアが必要であるにも関わらず、適切なケアが施されない結果心身の障害をきたす可能性のあるもの」と表現されています。代理ミュンヒハウゼン症候群と裏腹の関係になります。必要があるのに医療を受けさせないことから、医療施設でみつけられないケースもあります。予防接種や各種健診を必要な時期に受けさせないことも含められます。すなわち、治療にせよ予防にせよ、必要な医療を子どもに提供しないことです。

医療施設

受診での様子

　医療機関に来院する場合は、受診の遅れや指示した対応への拒否があげられます。保護者は、受診の遅れについていろいろ説明を行い弁解します。具体的には「軽くて自然に治ると思った」、「急に悪化した」、「仕事が忙しくて時間がない」、「他の子どもの面倒をみている」、「医療費が支払えない」などといいます。これを見抜くには、経過を詳細に聴取し推理していくのです。また医療ネグレクト単独ではなく、ネグレクト全般が行われている可能性もあります。着ている衣類や、身体の清潔さからも情報が得られます。

治療の拒否

　治療の拒否には、治療に対する無理解および宗教的理由や信念による理由があげられます。一般的に重いといわれている疾患、とくに癌の治療などでみられます。医学の進歩により飛躍的に治療成績が上がっている疾患でも、不治の病のイメージがつきまとい、治療に伴う一定の副反応や苦痛を乗り越えることができなくなるのです。また、民間療法への転換もみられます。初期治療が予後を決定する癌などの

疾患ではこの時期での治療拒否は死と直結します。

　宗教的理由で治療を拒否する集団もあります。とくに輸血の拒否は死につながる問題です。もちろん輸血での副反応は多いものですが、現在、かつての輸血による感染やその他の病気はほとんど解決されています。輸血の拒否が死に至る可能性がある場合には、医師は緊急避難的処置として「自己決定能力が未熟な15歳未満への輸血拒否は親権の乱用にあたる」として病院・児童相談所・家庭裁判所が連携して両親の親権を停止し、子どもへ輸血できることが確立されています（88、89頁参照）。医療ネグレクトと判断できれば、児童相談所に通告することが必要となります。

健診施設

　予防接種や健診を受けさせないことも医療ネグレクトです。健診はすべての子どもに、予防接種は免疫不全状態の子どもを除いたすべての子どもに行われる必要があります。これには母子健康手帳（以下、母子手帳）が参考となります。母子手帳が白紙の状態であれば医療ネグレクト（この場合、保健ネグレクトともいう／108頁参照）を考えます。

医療施設の外で

　親子がたとえ遅れても医療施設を受診すれば、まだ医療ネグレクトの子どもをみつけることができます。保育園などに通っていれば、そこでみつけだすこともできます。目立って痩せていたり、背が低く元気がないといった子どもについては、疾病とともにネグレクトを考えることも必要です。問題なのは、家庭に閉じこもった（閉じ込められた）子どもたちをどう救いだすかでしょう。公的機関による保健師による家庭訪問など直接出向くことが鍵を握るのではないでしょうか。医師や関係者が医療ネグレクトを見逃すことは2重のネグレクトを犯すことになります。

8　心理的虐待

　心は目にみえませんが、心で感じとることができます。また言葉で心を表現することには限界があります。こちらの心が相手に伝わるためには、言葉を発するときの、言葉を支えている雰囲気（想い）がとても大切です。雰囲気のなかにこちらが相手に伝えたい心が入っているからです。ですから1歳ころまでの言葉をまだ知らない赤ちゃんともコミュニケーションが可能となるのです。

　このような雰囲気に、とても敏感なのが子どもです。子どもにやさしく接することと子どもをほめることが、子育てにとっては重要であるといわれる理由はここにあります。子どもの自尊心を傷つけ、心の自由を奪い、子どもの心を不安と恐怖に導いてしまうような行為はすべて心理的虐待といえます。また子どもが身体的虐待やネグレクト、性虐待など他の虐待を受けることは、それ自体が心理的虐待にもなりますし、さらに強い心理的虐待を併発することもあります。

　また日常的にはよくあることですが、子どもの立場を無視して、こちらの考えや感情を子どもに押しつけてしまうこと、子どもの考えや感情を子どもに確かめもせず、こちらが決めつけてしまうことは、子どもの心を傷つけていると考えるべきです。

子どもが嫌だと思うもの

　子ども時代の人間関係は、力関係に敏感です。力本位の弱肉強食の世界といっていいほど、子どもにとって生き残るための重要な課題です。それゆえ思春期前までの子どもは、だいたい心のなかで納得していなくても、親のいうとおりに行動します。そこに心理的虐待が生まれる素地があります。具体的には、無理やり訓練などを強要すること、子どもを見世物にすること、万引きや盗みなど反社会的行為を子どもに押しつけること、何かにつけて誰かと比較して差別をしたり馬鹿に

すること、などです。

言葉による虐待

　どのような言葉にも人間の心は反応します。それが生きている証ともいえます。子どもは、まだ大人のように上手に建前と本音を使い分けることができません。むしろ建前と本音の区別がつかないのが子どもです。それゆえ言葉を言葉どおりに受けてしまいます。実はそうではなかったのだ、という大人の事情が通用しません。だからこそ子どもに嘘をついてはいけないのです。子どもにとっては、嘘をつかれることが一番傷つきます。そのほかに、わけもなく子どもに罵声や暴言を浴びせる、人前で大声で怒鳴る、子どもを笑いものにする、などが心理的虐待になります。

子どもの心が乱れること

　子どもの心に過度の不安感、恐怖感、虚無感、空虚感、無力感、無価値感、罪悪感、圧迫感、攻撃性を生じさせるような行為は、すべて心理的虐待となります。具体的には、子どもが好きになれないことを態度で示す、ほめない、子どもと一緒に遊ばない、子どもを信じようとしない、子どもに死の恐怖を与える、などです。また他の兄弟との差別や、家庭内暴力の激しい環境におかれることも心理的虐待です。

表　心理的虐待の内容

嫌がるものの無理強い	心が乱れること
本当はやりたくない訓練	脅すこと
見世物にされること	嫌うこと
反社会的行為を強要されること	子どもの存在を認めようとしないこと
他の子と比較されること	
言葉によるもの	暴力的な環境におかれること
嘘をつかれること	兄弟と差別されること
笑いもの扱いされること	
侮辱されること	

II　子ども虐待とは

9 性虐待

　性虐待の定義については、児童虐待の防止等に関する法律の第二条第二号に「児童にわいせつな行為をすること又は児童をしてわいせつな行為をさせること」とあります。奥山は、「性的虐待とは大人(もしくは年長者)から子どもになされる性的権利の侵害」で、「子どもの発達段階にとって、過度に性的な刺激になると考えられる行為、社会的通念を超えて性的であると考えられる行為、もしくは虐待者の性的欲望を満たすために行われる行為」が「性的行為に同意できない発達段階にある子どもに対して、もしくは同意できる年齢以上でも、物理的、心理的に同意に関する自由な意思決定ができる状態が確保されていない」状況で「虐待者と被虐待者の力関係において明らかに虐待者の方が強い場合」に行われることとしています。

　性虐待を疑うべき身体的症状として、奥山は「性器や肛門の裂傷・出血」、「性器の細菌感染、性器の掻痒感・違和感」、「性感染症(STD)」、「相手が不明な妊娠」、「遺尿・遺糞」などをあげています[1]。

　では、子どもへの性虐待は、どのようにみつかるのでしょう。性虐待は、子ども自身の告白(『開示』)によって発覚する場合と、偶然に発見される場合とがあります。偶然発見される場合の一つは、性の経験がなければでてこないはずの行動(『性化行動』)がみつかるというものです。たとえば、幼い子どもが大人の手をとって、自分の性器に持っていって触らせようと仕向けたり、子どもが大人の性器を触ってマスターベーションの手伝いをしようとしたりするなどです。

　そのほか、偶然にみつかる例として、児童・生徒の成績が急に下がるなどして、教師が異変に気づき、性虐待が発覚することもあります。また、思春期の子どもの場合、不純異性交遊や家出などといった子どもの問題行動から、性虐待がみつかることが多いものです。さらに、援助交際や売春などの性的に逸脱した触法行為によって警察に補導さ

れ、聴取を受けているなかで家庭内性虐待を開示する子どももいます。
　しかし、多くの性虐待被害児たちは「こんなことをされているのは私だけだ。誰も信じてくれない」、「お母さんに黙っていないと、お父さんがいうとおり、家庭が壊れちゃう」などの思いから、誰にも相談できずに、毎日を恐怖のなかで過ごしています。ですので医療従事者は、子どもへの性虐待は決して稀なものではないということを理解して、性虐待を疑ったら、児童相談所に通告して、司法面接という専門的技術を用いて性虐待被害の事実を中立的かつ非誘導的に子どもから聴き取ってもらうとともに、所属する医療機関で性虐待被害児の診察ができない場合は、診察経験の多い医師に専門的な診察を依頼することが求められています。

参考サイト
社団法人日本小児科学会　子どもの虐待問題プロジェクト　子ども虐待診療手引き8　性的虐待
http://www.jpeds.or.jp/guide/pdf/8_gyakutai.pdf

参考文献
1．坂井聖二，奥山眞紀子，井上登生編著：子ども虐待の臨床，医学的診断と対応．東京；南山堂．2005．

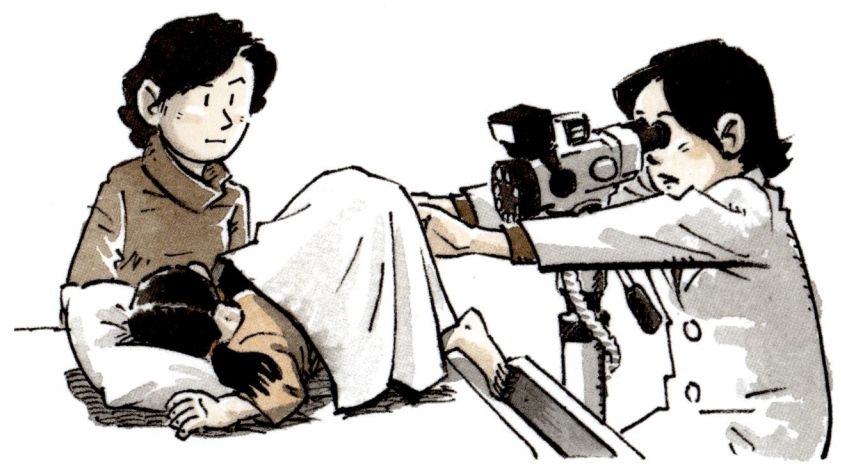

性虐待被害児を診察している小児科医とその子どもに付き添っている司法面接士

10 虐待の特徴
虐待者

　本来、"家"というものは、子どもにとっては生活を守ってくれる最後の砦、聖域のようなものです。だからこそ以前は家庭内での出来事に関しては法律が介入してくる必要もなかったのでしょう。しかし現代社会では、虐待という、他人同士であったならば傷害致死罪や傷害罪に問われるようなことを、家のなかで親が子どもに行っています。折檻、育児放棄、子捨て、子殺しなどです。

　子どもが被害者となる親子のやりとりを"虐待"として考えてよいかどうかは、子どもの権利や安全を第一に、大人が判断すべきことです。なぜならば当事者としての虐待者、被虐待者は両者とも"虐待している""虐待されている"という認識は当初きわめて薄いからです。たとえ虐待者が子どもへの暴力を言葉として認めたとしても、その行為がどれだけ子どもの心身を傷つけ、その結果、どのような深刻な事態が待ち受けているのかといった認識は薄いものです。

　虐待の事実が発見され、第三者が介入することで、初めて被害者としての被虐待者は自分の受けてきたものが"虐待"であると気づきます。そして介入が進展するなかで、加害者としての虐待者が、自分のしてきたことが虐待なのだと気づくには時間のかかることが多く、なかには気づけない虐待者もいます。虐待者に共通した特徴には、いわゆる共感能力の欠如があります。本当の意味での相手の身になる、相手の立場に立つことができない傾向がみられます。

くり返されてしまうという現実

　臨床的には子どもは、親のいうとおりには育たず、親のようになる、ということもよく経験します。親は、自身が自分の親から受けた体験のうち、虐待に関しては自分が受けた以上の虐待を自分の子どもにしてしまうことがあります。親に虐待されて育った親は、自分の子ども

を虐待する危険があります。最悪の場合、子どもが死に至るという悲劇につながることさえあるのです。

父親の姿

　父親の姿を捉えるには、子どもへの虐待だけでなく、子どもの母親である配偶者への暴力がある可能性を見逃してはいけません。
　自分自身が親から虐待を受けた過去を持っていたり、父親が母親に暴力をふるう姿をみていたり、あるいは元来性格が粗暴な場合もあります。未熟で社会性が育っておらず、人間関係は薄く、仕事などのストレスを自分自身の力で解消することができず、ギャンブルやアルコールなどに依存する人もいます。配偶者を支える包容力は欠如し、キレやすいため配偶者も被害者となることがあります。

母親の姿

　心理的には親になれず、基本的な育児能力がないことも多くみられます。欲求や不満への耐性が低く、自分の感情をコントロールできず、自分勝手なこだわりがあり、子どもとのやりとりを現実的に検証しながら子育てのやり方を微調整することができません。子育てに疲れ果て、慢性の抑うつ状態の場合も多く、配偶者とは共依存、共生関係のことがあります。自身も被虐待体験があることも多くみられます。

　以上の特徴は、虐待につながる危険因子ではありますが、もちろん、危険因子があるからといって虐待をする親とは限らず、十分に養育を行う親のほうが大半です。また、虐待を行っている父親・母親であっても、一見しただけでは、虐待をする親とは見えない場合が少なくありません。
　危険因子は参考としながらも、あまり先入観としてとらわれすぎずに、子どもの立場からの親の姿を、医療従事者の気づきとして捉えることが大切です。

11 虐待の特徴
被虐待者

虐待を受けやすい子どもの危険因子をパターンに分けて示します。

手のかかる子ども

　子どもの育てにくさが、虐待を受けやすい危険因子となることがあります。子どもの疾患や傷害もリスク因子となるほか、落ち着きがない、いたずらが多い、聞き分けがないなど、発達上の特徴が育てにくさにつながることが多く、これが保護者の否定的な感情を刺激していることは少なくありません。保護者がこの逸脱の多さを力ずくで押さえ込もうとして、かえって手がかかる状態になってしまう結果となり、親子ともにさらにイライラを募らせることになります。

愛情を注ぎにくい子ども

　保護者としての愛情の注ぎにくさが危険因子となることがあります。子どもの個性がみえてくる頃から、養育者にとって"その子らしさ"を受け入れられやすいか否かが、子どもとのつながりを大きく左右するようになります。コミュニケーションのとり方に特徴のある子どもは、保護者に気持ちが通じにくいという印象を与えることが多く、愛情の受け渡しの機会を少なくしてしまいます。

いうことを聞かない子ども

　学童期にさしかかる頃から、子どもたちの意図的な反抗が目立つようになります。自己主張の一部だと思って対応すれば、多くは一過的に収まるのですが、執拗に自己主張を続ける子どもは、親との関係が急速に冷却します。
　この問題は、形を変えながら思春期以降まで続きます。
　また、極端に威圧的な親や、侵襲的な親に対して、子どもは情緒的

に無反応な態度に傾いたり、すくんだように動けなくなったりすることがあります。いずれの場合にも、保護者の目には、子どもの気持ちとは別に反抗的に映ります。

　こうしたパターンのいずれにおいても重要なのは、虐待を受けやすい子どもがいるという事実と、虐待を受けるのは子どもの側にも原因があるという考えは、まったく別問題であるという点です。子どもに危険因子があっても、適切な養育は可能ですし、多くの場合虐待に至りません。また、子どもが虐待を受ける理由として、偏った養育によって子どもにとっては不本意に身についた特徴が多いという点も見逃すことができません。

　虐待環境下に置かれた子どもたちは、その結果として他人との暖かい関係を楽しむことが難しくなり、自分を取り囲む人びとからの刺激に対して、情緒的に適切な反応をすることが難しくなります。ときにはそれが発達障害ときわめてよく似た特徴をみせることも知られています。そのような特徴を示すことにより、虐待を受けた子どもはさらに虐待を受けやすい状態に追い込まれます。ここに被虐待児の特徴を考える上での難しさがあるのです。

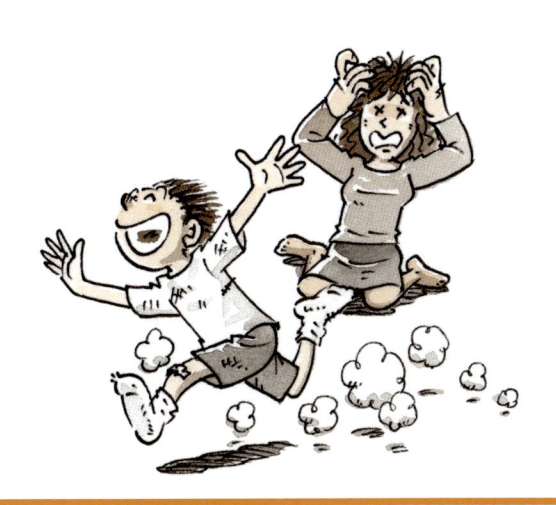

12 子ども虐待は ICD-10 での疾患名

　ICD とは「疾病及び関連保健問題の国際統計分類(International Statistical Classification of Diseases and Related Health Problems)」のことで、世界保健機関(WHO)が作成し、現行の第 10 回目の修正版は 1990 年(平成 2 年)の第 43 回世界保健総会で採択されました。この ICD-10 は、WHO による一部改正が重ねられ、現在 2007 年(平成 19 年)版が最新です(ICD-10 Version2007)。
　疾病の大分類は全部で 22 章に分けられています。
　第 19 章「損傷、中毒及びその他の外因の影響(S00-T98)」のうち、分類 T74 は「虐待症候群」、第 20 章「傷病及び死亡の外因(V01-Y98)」のうち分類 Y06 は「遺棄又は放置」、分類 Y07 は「その他の虐待症候群」です。それぞれの小分類を以下に示します。

第 19 章「損傷、中毒及びその他の外因の影響(S00-T98)」から

```
T74　虐待症候群
　T74.0　怠慢又は遺棄
　T74.1　身体的虐待
　T74.2　性的虐待
　T74.3　心理的虐待
　T74.8　その他の虐待症候群
　T74.9　虐待症候群, 詳細不明
```

第 20 章「傷病及び死亡の外因(V01-Y98)」から

```
Y06　遺棄又は放置
　Y06.0　配偶者又はパートナーによるもの
　Y06.1　親によるもの
　Y06.2　知人又は友人によるもの
　Y06.8　その他の明示された者によるもの
　Y06.9　詳細不明の者によるもの
```

```
Y07   その他の虐待症候群
    Y07.0  配偶者又はパートナーによるもの
    Y07.1  親によるもの
    Y07.2  知人又は友人によるもの
    Y07.3  公的機関によるもの
    Y07.8  その他の明示された者によるもの
    Y07.9  詳細不明の者によるもの
```

いずれも子ども虐待だけではなく、配偶者や親への虐待も含めた位置づけです。

さらに第21章「健康状態に影響を及ぼす要因及び保健サービスの利用(Z00-Z99)」のZ61では、小児期における問題が列挙されています。

```
Z61   小児期における否定的な生活体験に関連する問題
    Z61.0  小児期における愛情関係の喪失
    Z61.1  小児期における家庭からの別離
    Z61.2  小児期における家族関係の変化
    Z61.3  小児期の自尊心喪失を引き起こす事件
    Z61.4  家族による子供に対する性的虐待の申し立てに関連する問題
    Z61.5  家族以外の者による子供に対する性的虐待の申し立てに関連する問題
    Z61.6  子供に対する身体的虐待の申し立てに関連する問題
    Z61.7  小児期における個人的な恐怖体験
    Z61.8  小児期におけるその他の否定的な生活体験
    Z61.9  小児期における否定的な生活体験，詳細不明
```

わが国では、2003年(平成15年)版ICD-10に準拠した「疾病、傷害及び死因分類」を厚生労働省が作成し、統計法に基づく統計調査や、医療機関における診療録の管理などで使用する医学的分類として活用されています。

参考サイト
1. 厚生労働省ホームページ：統計調査結果から「疾病、傷害及び死因分類」 http://www.mhlw.go.jp/toukei/sippei/
2. WHOホームページ：ICD-10: List of Chapters　http://apps.who.int/classifications/apps/icd/icd10online/navi.htm

13 乳幼児揺さぶられ症候群

　乳幼児揺さぶられ症候群（Shaken Baby Syndrome, 以下SBSと略す）は、乳幼児を暴力的に激しく揺さぶることにより「硬膜下血腫（ないしはくも膜下出血）」、「びまん性脳浮腫」、「網膜出血」をきたす身体的虐待の一型です。1971年に初めて、Guthkelch[1]が乳幼児の硬膜下血腫と暴力的な揺さぶりとの関連について言及し、Caffeyもその翌年に同様の発表をして、1974年には"The whiplash shaken infant syndrome"という概念を提唱[2]しました。その後、荒っぽいあやしや低位落下事故でもSBSが起こると誤解された時期もありましたが、1993年にアメリカ小児科学会がだした勧告[3]において「SBSは虐待である」と明言されたのです。

　加害者が乳幼児の胸郭を手でつかんで前後に激しく揺さぶる（図）と、乳幼児の頭部が回転性の加速度減速度運動を起こします。回転運動によって遠心力が発生しているうえ、方向転換の際、急激な減速度運動が生じるたびに慣性の法則が働いて、頭蓋骨や硬膜の運動方向と脳実質の運動方向とにずれが生じ、脳表と硬膜とを繋ぐ架橋静脈が剪断されて「硬膜下血腫やくも膜下出血」が発生します。同様に、回転性加速度減速度運動によって灰白質と白質の運動速度にずれが生じると、「灰白質－白質剪断」が引き起こされます。灰白質‐白質剪断は、CT上、前頭部の皮質下の低吸収域として表れることもあります。

　また、揺さぶられることで脳実質と眼球内の硝子体に波動が発生すると考えられています。脳実質の波動によって「外傷性びまん性軸索損傷」が起こり、硝子体の波動によって、硝子体と接着している網膜が引っ張られて、「広汎で多発性・多層性・多形性の網膜出血」を生じるのではないかと推察されています。さらに、「外傷性びまん性軸索損傷」、「灰白質－白質剪断」などの1次性脳実質損傷がもととなって、2次性に「びまん性脳浮腫」が発生するのです。

転倒や落下などの事故でも「硬膜下血腫」や軽症の「網膜出血」が発生することはありますが、「広汎で多発性・多層性・多形性の網膜出血」や「脳実質損傷に基づくびまん性脳浮腫」が 3 m 以下の落下事故で生じることはまずありません。したがって、乳幼児に「硬膜下血腫」を認めた場合、「不慮の事故」ばかりでなく、SBS の可能性についても探ることが大切です。

　軽症例は、機嫌が悪い、易刺激性、嗜眠傾向のほかウイルス性胃腸炎によく似た症状を呈し、体表外傷を伴わないことが多いため、虐待であることを見逃されやすいので注意が必要です。重症例では、けいれん・麻痺・意識障害・呼吸困難などの重篤な症状を呈します。SBS の致死率は約 20％といわれ、生存できたとしても、その約半数は、重度脳障害・失明・脳性麻痺・けいれん発作などの後遺症を負う重篤な虐待です（実際の事例は、10 頁参照）。

参考サイト：社団法人日本小児科学会　子どもの虐待問題プロジェクト
　　　　　　子ども虐待診療手引き 4　乳幼児の頭部外傷
　　　　　　http://www.jpeds.or.jp/guide/pdf/4_gyakutai.pdf

参考文献
1. Guthkelch AN: Infantile subdural hematoma and its relationship to whiplash injuries. British Medical Journal. 2; 430-431, 1971.
2. Caffey J: The whiplash shaken infant syndrome: manual shaking by the extremities with whiplash-induced intracranial and intraocular bleedings, linked with residual permanent brain damage and mental retardation. Pediatrics. 54; 396-403, 1974.
3. American Academy of Pediatrics, Committee on Child Abuse and Neglect: Shaken Baby Syndrome: inflicted cerebral trauma: Pediatrics. 92(6); 872-875, 1993.

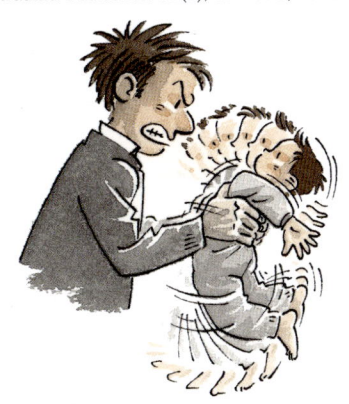

図　揺さぶられたときの頭部と四肢の動き
（参考：SBS 101 by National Center on SBS）

14 代理による ミュンヒハウゼン症候群

　ミュンヒハウゼン症候群（Munchausen's Syndrome）はいわゆる詐病で、自分自身が疾病を有していると訴え受診をくり返し周囲を欺くものです。代理によるミュンヒハウゼン症候群（Munchausen's Syndrome by Proxy 以下、MSBP）は、親または保護者が医療従事者の注意を引いて心理的要求を満たすために、意図的に子どもに傷病を生じさせる子ども虐待の特殊形態で、純医学的な虐待といえます。

　「代理」とは、自分自身が患者になるのではなく、自分の子どもなどを傷病に仕立てるという意味です。常に計画的で、他の虐待のように突発的ではありません。加害者にとって、詐病行為自体が目的化し、医療関係者や周囲の人たちに関心を持たれ、同情を受けることに満足感を感じます。MSBPの加害者は、ほとんど精神病質的な母親であり、虚偽性障害に分類されますが、加害者や被害者の病名ではなく、医療関係者が存在して成立する疾患群と捉える必要があります。

臨床的特徴

　最初のエピソードからMSBPの診断にいたるまで長期間を要します。被害者は元来健康な乳幼児（3歳前後）が多く、男女差はありません。子どもに傷病を作りだし、持続的に反復して医療機関を受診させることが特徴です。ある医療機関で不審に思われると、すぐに他の医療機関を受診します。ふだんは元気な子どもが、急激に状態が悪化するエピソードを反復し、母親と離れるとすみやかに症状は改善します。病状の経過に不可解な点が多く、症状や検査データに医学的な常識で説明できない点が多々存在します。また、子どもの症状と母親の説明する内容が一致しないことが多くみられます。入院中、母親は子どもの傍を片時も離れようとしないのも特徴です。医師は稀な病態を考え、鑑別診断のために多くの検査を実施してしまいます。

実際の子どものMSBPの症状として、無呼吸が最も多く、けいれん、出血（吐血、血尿など）、意識障害、下痢、嘔吐、発熱、体重増加不良などがみられます。熱傷など外傷の治癒の遅延や感染も経験されます。無呼吸発作では原因が不詳と定義されている乳幼児突発性危急事態（Apparent Life Threatening Events：ALTE）との鑑別が困難となることも多いものです。母親自身の薬を大量服薬させ、意識障害や低血糖となったりすることもあります。また、点滴中には異物を混入させて、経験したこともない細菌による菌血症を起こしたりします。このような作為的な行為で傷病に陥れますが、このような症状が特定の人物（母親、加害者）がいるときにのみ発作的にみられるという特徴が、最もMSBPを疑う根拠となります（表）。

診断と予後

　診断にはMSBPを鑑別診断に含めることからはじめ、MSBP以外には子どもの状態を説明できないという科学的な考察を行う必要があります。そうでなければ、数年以上にわたり、子どもは身体的・精神的な傷害を受け、不要な医療行為を受けることになり、医療者は親の虐待行為に加担したことになります。死亡率が10〜30％に及ぶ深刻な身体的虐待と考えるべきです。

表　子どもを代理としたミュンヒハウゼン症候群の特徴
- 訴えの症状が医学的に子どもの健康状態と合わない
- 治療効果が得られにくく、自然経過と合わない経過がみられる
- 親（母親）の訴えと子どもの症状が一致しない
- 治療の妨げになるような事象（点滴が抜ける）が起こる
- 親の訴える症状は親以外のものには観察できない
- 親の訴えに虚言を感じることが多い
- 既往歴や治療歴が不自然で治療中断歴が多い
- 親は用心深く、患児から離れたがらず、観察しにくい
- 母親自身が多様な疾患経験から医療知識が豊富である
- 子どもへの傷害は深く進行し重症化しやすい

15 非器質性発育不全

　発育不全（Failure to Thrive／以下 FTT）は疾患によるものを器質性発育不全（Organic-FTT）と呼び、原因疾患が認められない場合は非器質性発育不全（Non Organic Failure to Thrive／以下 NOFTT）と呼び、心理社会的要因によるものを指します。FTT は、「在胎週数と出生時体重から推定される発育パターンの発育曲線から月齢、性別を考慮し、少なくとも 2 本のパーセンタイル曲線を超えて体重が少ない場合」と、「その子どもの発育曲線に沿ったパターンから予測される体重が 2 本以上パーセンタイル曲線を横切る場合」と定義されます。

　この 2 つの基準のいずれかを満たす症例は FTT と考えますが、このような症例がすべて異常とは限りません。体重曲線に並行して発育している場合や両親も小柄な場合などは異常とはいえない症例もあります。NOFTT では、成長曲線からの解離傾向があるときや、環境の変化で曲線の傾きが変わることが多く、要緊急の項目となります。

臨床症状

　特徴的所見は、栄養低下で皮下脂肪が減少し、大きな筋肉を中心に筋肉量が減少します。実際の診療では、乳児をうつ伏せにして、両下肢を伸ばして揃えると臀部にたるんだ皮膚の皺が確認されることにより、臀部筋肉の減少がわかります。進行すると大腿や上腕の内側にも弛んだ皺ができ、四肢末梢は冷え活動低下を起こします。

　低栄養でも脳への栄養が最優先されますので、頭囲はほぼ正常範囲内で、痩せた体幹に大きな頭という特徴があります。重症になると運動発達の遅れのみならず、愛着行動として重要な喜怒哀楽の表現もなくなり、情緒障害、精神発達障害や知的障害を認めるようになります。

保護者の特徴

　NOFTTを疑い診断していくためには、保護者の言動・態度の評価も重要となります。その特徴として、①子どものケアや発達に対する知識の不足と誤り、②一般的ではない偏った食事への考え方、③抑うつ状態・悲哀・身近な人の喪失、④ストレス状態、⑤疾病罹患、⑥摂食障害(およびその既往)、⑦適切な食事ができないほどの貧困、⑧若年出産で自分自身、子どもに対して投げやりな状態、⑨子どもへの愛着行動の異常・愛情遮断、⑩保護者になることへの困難感が強い(子どもが自分になつかないと訴える、子どもと過ごすことに楽しみをまったくみいだせない、子どもに対する非現実的な、あるいは誤まった期待を持ち続けている、健康な子どもと過ごしたいといつも考えていると訴えるなど)、⑪子どもに話したり、笑いかけたり、抱っこしたり、遊んだりという相互関係を行う時間がほとんどない、みられない、⑫子どもの状態を改善するという意欲がない、などが認められます。

診断と対応

　臨床症状と保護者などの特徴からFTTを疑い診断します(図)。
　NOFTTと診断した年齢、状態、程度で外来治療か入院治療かを決めますが、原則は必要に応じた栄養指導と発育曲線に沿った発育パターンに落ち着くまでの経過を確認することです。介入された年齢で予後が大きく変わりますが、確実かつ長期的な治療的関わりが不可欠です。

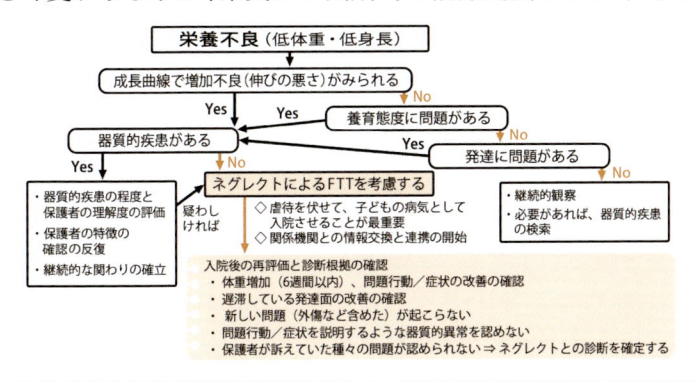

コラム　育てやすい子、育てにくい子

　わが国では少子化が進むとともに、核家族化が顕著となり子育てに悩む親が増えています。女性が子どもを産まなくなった原因は、わが国の社会環境が仕事と子育てを両立するのが容易でないことも要因といわれています。子どもを立派に育てたいという強いプレッシャーを感じながらの子育ては辛いものです。地域の子育て機能も衰退して、孤独のなかでの子育てで相談相手もなく、子ども虐待に走るケースも稀ではありません。子育て中の両親の悩みは、食事のこと、睡眠のこと、友だちづき合いのこと、しつけなどさまざまです。多くのことは小児科医の助言で解決の糸口をみいだせますが、なかには小児科医からみても育てにくい子がいて難渋することもあります。

　昔から小児科医の間でも、2割くらいの子どもは子育てしにくいといわれています。離乳食を食べなかったり、人見知りや夜泣きがひどかったり、夜しばしば起きる子どもなど、親の子育てに問題はないのですが育児に手間がかかる子どもがいます。親は努力すればするほど、泥沼にはまったように、育児に対する自信をなくします。このようなときには小児科医からのアドバイスとして、親の努力を誉めてあげるとともに、父親を初めとする周囲からの手助けを求めるよう伝えます。育てにくい子の多くは、むずがることが多く、それでなくとも子育てに非協力的な父親は、母親を責めることはあっても助けてくれません。そこで父親には、乳幼児健診に参加してもらうことをお願いします。

　小児科医を長く務めていますと、子どもの成長がよくわかります。育てにくい子だと感じていた子どもが、乳幼児以後は順調に成長・発達することがほとんどです。しかし、わずかですが、小学校に入っても問題を起こす子どももいます。乳幼児期に育てにくい子のなかに、将来発達障害といわれる子どもが含まれているのか、小児科医は親とともに注意深くその子の成長をみていく必要があると感じます。

第Ⅲ章

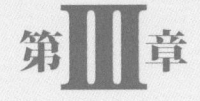

子ども虐待に関わる関係機関の役割

　子ども虐待の予防・早期発見・対応のためには、地域の関係機関が連携しながら子育て家庭を支えていくことが必要です。
　医療機関にとって、子育て家庭との関わりは診療や健診という「点」かもしれません。しかし、医学的な専門性を活かして「点」を確実に把握し、在宅支援を通じて「線」につなげていく役割は、医療機関にしかできない役割です。市町村、保健機関、学校・養護教諭、児童相談所などの役割をふまえながら連携し、各機関の「点」や「線」を「面」に拡げ、多面的に子育て家庭を支援していきましょう。

1 医療機関に求められる役割
早期発見

　医療機関は、虐待を発見することにより医療的な早期介入や関係機関との連携、通告などにつなげることができます。発見のためには不自然さに気づくことが重要です。以下のポイントに留意しつつ、虐待を見逃さないように心がけましょう。

いかに保護者から情報を聞きだすか

　虐待は、どうしたら早期に発見できるのでしょうか。疾病の経過では統一性があり、経過が医学的に説明できます。虐待では、保護者による病気や外傷の原因や経過の説明に不自然さや矛盾をみつけることがあります。この不統一性を感じたとき、虐待を鑑別診断のなかに入れます。そして詳細に経過について聴取するとき、なるべく相手を否定せずに、保護者が直面しているさまざまな困難さに理解を示しつつ進めます。さもないと相手はそれ以上話を続けないか、受診を中止する可能性があります。

いかに子どもから情報を聞きだすか

　話せる年齢の子どもでは本人から聞きます。しかし、子どもは、なかなか親から虐待されたとはいいません。初期には親をかばい、あるいはわからないといったあいまいな表現から推理をします。話せない子どもでは、親に抱きつかない、保護者以外の人（看護師など）に抱きついたり甘えたりするそぶりは示唆的と考えます。

記録を残す

　保護者と話した内容は、その場で記録に残します。虐待の場合、その説明はどんどん変わることがあります。記録を残すことで、その不統一性が確認されます。

何を聞きだすのか、どこに注目するのか

　事故と虐待をどう区別するのかの情報となることを聞きます。いつ、どこで、どのようにして傷害が起こったのか、保護者自身が目撃したのか、第三者が目撃しているのか、そのときの対応はどうだったのかを確認します。発生したときから受診までの経過に不自然な点はあるのか、という点です。また子どもに同様の傷がくり返し起こっているかも重要なポイントです。

　傷は、ケガと虐待の違いにより、起こりやすい部位と起こりにくい部位があります。虐待の傷は目立たないところに多く、その部位に注目するのもよい方法です（図）。くり返す火傷、乳幼児期の帽状腱膜下血腫（髪の毛を引っ張ったときの外傷）もポイントです。乳幼児期の骨損傷の疑いがあれば全身の骨レントゲン写真をとり骨折の痕跡を調べます。診断のためのチェックリストを用意することも大切でしょう。

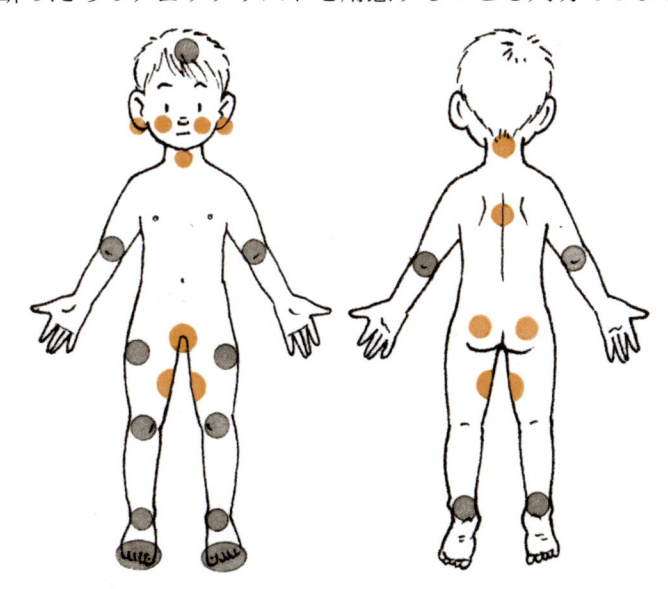

- 🟠 虐待を受けやすい部位
- ⚫ 事故によるケガの発生部位

坂井聖二編『子どもの虐待の臨床』より改変作成

2 医療機関に求められる役割
在宅支援

　社会は人間によって作られ、人間によって成り立っています。人間は成長するなかで、自分の生活は社会によって生かされていることを知ります。虐待は、個人対個人の悲惨なやりとりであり、そこで生じていることは、人間の尊厳を踏みにじった行為です。それゆえ、虐待を見過ごすことは、社会全体の問題にもつながる危険性があります。

　医療従事者は常識的・現実的にみて不自然で不適切な子どもへの言動は、すべて虐待に通じる可能性のあることを決して忘れてはなりません。常に最悪の事態を想定した上で、いまここでの子どもの姿を全体的、総合的、常識的に判断して、現実的に子どもと接することが在宅支援に関わるかかりつけ医には求められます。

子どもの生活全体を観察する

　子どもは、自分のなかで起こっていることを、大人のようには言葉で表現できません。したがって悲しいこと、苦しいこと、悔しいこと、恐ろしいこと、困ること、不安なこと、心細いこと、嫌なこと、怒り、戸惑い、淋しさなどが子ども自身で処理できない場合、その感情は表情、しぐさ、言葉使い、雰囲気などに表れます。その結果、子どもの心身の健康状態は、子どもの生活に反映されてきます。そのため、子どもが虐待の被害者となっていないかという判断には、子どもの生活を細かく観察することが重要です。

表　かかりつけ医の役割
- 生活を観察し、生活に関わり、生活を援助する
- 親を責めず関わりながら助言する
- 他機関と連携し、在宅支援の限界を見逃さない

具体的には、子どもの身長と体重、視力、聴力や運動機能、皮膚の清潔状態、視線が定まるか、表情の豊かさ、便通の有無、食事状況、遊んでいるときの姿、睡眠覚醒リズムの状況、学力、言語発達の程度などをチェックすることが大切です。

関わりながら助言・指導する

　子どもを虐待してはいけないことは、当然のことです。しかし、子どもを虐待してしまう親は、子どもの育て方がわからないのです。ですから、言葉でいくら注意しても何も変わりません。子育てにとって基本的に必要なことを親が身をもって学習する必要があります。そのためには、かかりつけ医が親子の生活に入り込み、親の不適切な言動に一つひとつ関わりながら、親が少しでも困っていることや悩んでいること、戸惑っている点をみいだし、糸口として助言・指導することからはじめます。その糸口をみつけだすためには、ていねいな観察とあきらめない根気強さが求められます。

援助する

　親の不適切な言動を責めないという、かかりつけ医の暖かい雰囲気が親に伝わると、少しずつ親はかかりつけ医に頼ってきます。頼ってくる姿勢は、こちらが適切に対応すると学ぶ姿勢に変わってきます。親が学ぶことが子どもの生活援助につながります。健康で普通の生活が実現できるよう援助することがかかりつけ医の役割です。

他機関との連携

　虐待は一機関のみで対応することは困難です。在宅支援を行うには、市町村の保健福祉部門や、児童相談所などと連携することが必要です。また虐待は急に悪化することも多いので、危機状態になったときの対応をあらかじめ設定しておくことが求められます。在宅支援に限界が生じ、危険と考えられるときには分離保護が必要になるときもあります。

3 保健機関の役割

　地域の保健衛生を担う機関は、保健センターと保健所です。

　保健センターは、市町村に設置され、住民に身近な施設として、母子保健や健康相談、保健指導、健康診査・訪問指導などの業務を行っています。自治体によっては、健康福祉センター、総合センターなどの名称、あるいは愛称がつけられていることもあります。

　保健所は、都道府県、東京都特別区、政令市、中核市、保健所設置市に設置され、母子保健や歯科保健、精神保健、感染症対策、健康危機管理などの業務を行います。なお政令市型の保健所は母子保健事業全般を担っているのに対して、県型保健所は未熟児・身体障害児・長期療養児などを対象とし、広域的・専門的・技術的拠点として活動するとともに、市町村の母子保健事業の支援を行うなど、地域により役割や業務のあり方は異なります。

　虐待への対応という点では、「地域保健対策の推進に関する基本的な指針」では、保健センター、保健所において児童相談所などとの連携により児童虐待防止対策に関する取組を行うとされています。また、児童福祉法において「児童相談所長は、相談に応じた児童、その保護者又は妊産婦について、保健所に対し、保健指導その他の必要な協力を求めることができる」（第12条の6）とされています。しかし、保健所を含む地域の児童福祉保健体制は地域により異なるため、保健所の虐待への関与の仕方や役割もさまざまです。各地域において、保健センターや保健所の状況を把握しておくことが重要です。

多くの医療機関にとって、保健センター等、主に母子保健を所管する保健衛生機関（以下「保健センター等」という）は、地域の関係機関のなかでも、児童虐待の予防や早期発見・対応を行ううえで、相談しやすく連携をとりやすい機関です。その理由としては、以下の3点があげられます。

　第一に、保健センター等では、母子保健事業を通じて、妊娠期から母親に関わり、乳幼児期の子どもに対する健康診査や保健指導などを行います。医療従事者は、それらの事業に実施機関・従事者として関わるなかで、児童虐待のリスクを有する保護者や、児童虐待に対応する可能性があります。

　第二に、保健センター等には、保健師などの保健医療専門職が配置されており、児童虐待を発見した医療機関からの相談から、心身の状況を判断しやすい面があります。

　第三に、保健センター等では、母子への栄養指導や育児指導、訪問指導などを実施しているため、医療機関が児童虐待のリスクを感じた場合において、相談することにより、身近な地域での見守りと支援につなげることができます。

　医療機関から保健センター等への連絡は、子どもの状況に緊急性がなく在宅での見守りが可能と判断できる場合や、予防的支援が必要な場合などに適していますが、虐待が疑われる、明らかに虐待であるという場合には、児童相談所等への通告が必要です。

　医療機関が保健センター等に連絡をとり、円滑な支援につなげるために、普段から顔の見える・意見を言い合える関係を作ることが重要です。

参考文献
平成18年厚生科学研究「地域健康危機管理体制の評価指標、効果の評価に関する研究（北川班）」
分担研究者　高野正子ら．

III　子ども虐待に関わる関係機関の役割

母子保健事業における親子への関わりの例

ポピュレーションアプローチの機会	ハイリスクアプローチの機会	育児支援の機会

- 妊娠届の受理・母子健康手帳の交付
  - 自治体により戸籍課等が窓口となる場合もある

↓

- 妊婦健診受診（医療機関・助産所等）　　妊婦訪問指導

↓

- 出生届の受理　　未熟児訪問指導

↓

- 新生児訪問指導
  - 自治体により、こんにちは赤ちゃん事業と同時に行う場合もある

- 3〜4か月児健康診査
  - ほぼ全国の自治体で実施している

- その他乳児健康診査
  - 自治体により子どもの実施年齢の時期は異なる

各種経過観察
精密健康診査等

- 1歳6か月児健康診査
- 3歳児健康診査（聴覚・視覚）
  - 全国の自治体で行っている

育児支援の機会：
- 母親学級・両親学級
- 育児学級
- 離乳食教室
- グループ指導

4　市町村の役割

　市町村は、身近な地域で子ども家庭の生活全般に関する住民サービスを提供することから、児童虐待の予防・早期発見のうえでも、きめ細かな対応を行うことができます。

　平成 17 年 4 月から、児童福祉法の改正（平成 16 年法律第 153 号）により、市町村が、児童虐待も含めた子どもと家庭に関する相談全般の一義的な窓口として位置づけられました（児童福祉法第 10 条）。具体的な窓口は、市町村により異なりますので、医療機関の所在地の市町村の連絡先を調べておくとよいでしょう。

　市町村が子育て家庭の支援に果たす役割としては、主に下記のようなものがあります。

予防的支援～フォローまで

① 子育て家庭の支援・サービスの提供
　地域の子育て支援の拠点の設置（「子育てひろば」や「児童館」など）や、家事援助サービス、保育、ショートステイなどの実施を行います。親支援のためのグループ活動なども行います。
② 母子保健サービスの提供
　保健所・保健センターにおいて、妊娠期から乳幼児期の子育て家庭に対して、健康診査や保健指導、歯科指導、栄養指導などの保健サービスを提供します。
③ 子どもの難病や障害への支援
　難病や障害を持った子どもの療育指導や、医療給付などを行います。
④ 生活保護（福祉事務所を設置していない町村は除く）
　経済的に困窮する家庭に対して、生活費や住宅費の支給や、医療の給付を行います。
⑤ ひとり親家庭の支援（福祉事務所を設置していない町村は除く）

ひとり親家庭の自立支援に関する相談や、児童扶養手当などの支給や母子福祉資金の貸付、母子生活支援施設への入所支援などを行います。

虐待通告の受理

虐待通告を受理した場合、まず市町村が状況把握を行い、子どもの保護や児童相談所による支援が必要な場合に連絡します。

関係機関調整とケース管理

要保護児童や要支援家庭、特定妊婦などについて、地域の関係機関との調整により、必要な情報の収集、アセスメントや支援状況についてのケース管理を行います。

要保護児童対策地域協議会の運営

要保護児童や要支援家庭、特定妊婦等について、地域の関係機関が情報などを共有し、連携により適切な支援を行うための協議体を運営します。

要保護児童対策地域協議会

要保護児童対策地域協議会とは
　虐待や非行等のさまざまな問題を抱えている要保護児童等について、関係機関等の連携により組織的に対応し、要保護児童等の早期発見や適切な保護等を図るために、自治体が設置する組織です。

対象
○要保護児童（保護者のない児童又は保護者に監護させることが不適当であると認められる児童……虐待に限らず非行など支援を要する児童全般を指します）及びその保護者
○要支援児童（保護者の養育を特に支援することが特に必要と認められる児童）及びその保護者
○特定妊婦（出産後の養育について出産前において特に支援が必要と認められる妊婦）

要保護児童対策地域協議会のメリット
○構成員には守秘義務が課せられているため、関係機関の情報共有が図られる。
○関係機関間において、援助方針や役割分担に共通理解が得られる。
○各家庭にとって、より良い支援が的確に得られる。

要保護児童対策地域協議会の仕組み
○代表者会議　　　　地域協議会の構成員の代表により構成
○実務者会議　　　　実際に活動する実務者により構成
○個別ケース検討会議　個別の要保護児童等に直接関わる担当者等により構成

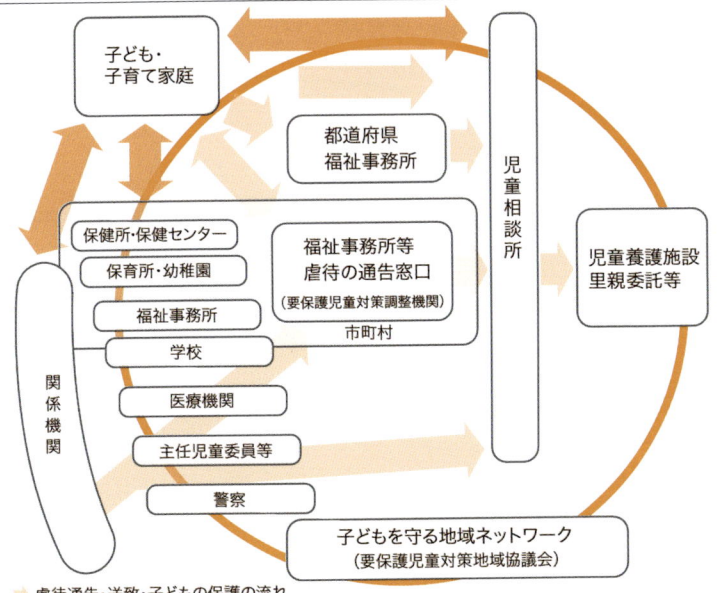

Ⅲ　子ども虐待に関わる関係機関の役割

厚生労働省「政策レポート」を元に作成

5 学校・養護教諭の役割

学校の役割

　児童虐待防止法（児童虐待の防止等に関する法律）において学校および教職員に求められている役割は次のとおりです。
① 児童虐待の早期発見に努めること（努力義務）（第5条）
② 虐待を受けたと思われる子どもについて、児童相談所へ通告すること（義務）（第6条）
③ 虐待を受けた子どもの保護・自立支援に関し、関係機関へ協力を行うこと（努力義務）（第8条）
④ 虐待防止のための子どもへの教育に努めること（努力義務）（第5条）
　これらの役割を果たすには、校長のリーダーシップをはじめ学校全体での取り組みが欠かせません。そして教職員は日常の子どもの様子や行動を観察し、"いつもとちがう" という気づきを大切にしたいものです。"さまざまな問題の背景には、子ども虐待があるかもしれない" という認識を常に持つことが重要です。

　子ども虐待の対応にあたっては、子どもが相談しやすい環境をつくると同時に、校内の組織体制を整備し、全教職員の共通理解と役割分担の明確化、関係機関との連携が不可欠です。しかし、いざ連携をとろうとしても普段から関係者同士が連絡を取り合っていないとスムーズに物事は運びません。学校は学校医や地域の関係機関に学校だよりなどで学校の様子を知らせたり、学校行事（学校保健委員会など）に参加を求めたりするなど相互に交流を図ることが重要です。学校と学校医や関係機関が日常的に連絡を取り合うことが大切なのです。

養護教諭の役割

　養護教諭の職務は、学校教育法で "児童の養護をつかさどる" と規

定されています。主な役割は、救急処置、健康診断、疾病予防などの保健管理、保健教育、健康相談、保健室経営、保健組織活動などです。

　養護教諭は全校の子どもを発育発達の視点から経年的にみています。養護教諭の主な活動の場は保健室です。保健室は、誰もがいつでも利用でき、救急処置や健康相談を通じて痛みや苦痛を軽減できる、学校のなかでは特別な空間です。ゆえに個と個の対応において子どもとの信頼関係が築きやすく、子どもが心を開きやすい場でもあります。これらのことから養護教諭は子ども虐待を早期に発見しやすい立場にあるといえます。

　早期発見の視点には次のことがあげられます。

① 　健康診断の視点（学校健診の内容や結果、服装や態度、受診しない・させないなど）
② 　日々の健康観察の視点
③ 　救急処置の視点（子どものケガや身体症状の訴えの背景要因など）
④ 　健康相談活動の視点（子どもの来室動機＝心身の不調や何となくなど、来室する子どもの様子＝頻繁な来室など）

　養護教諭は、基本的に保健室において個別の対応を行っています。子どもにとって話しやすい環境を整備・提供し、子どもを守ることを第一に考えた対応を心がけています。

参考サイト
養護教諭のための児童虐待対応の手引
http://www.mext.go.jp/a_menu/kenko/hoken/08011621.htm

『養護教諭のための児童虐待対応の手引』（文部科学省）より

校内における児童虐待対応の流れ（例）

気づき　←　虐待の発見・疑われる状況　子どもの発するサインから気づく

↓

学級担任・養護教諭　その他の全教職員

↓

管理職等に相談・報告

↓

協議の要請

↓

校内組織会議の開催

児童虐待の問題に対する校内組織会議
○ メンバー構成員（例）
校長・教頭・教務主任・学年主任・担任・養護教諭・生徒指導主事・教育相談主任・特別支援教育コーディネーター・進路指導主事　など
（＊必要に応じて支援チームを編成する。）

その他、必要に応じて
学校医・学校歯科医・スクールカウンセラー・その他の関係職員　など

〈協議〉
○ 問題の把握、情報収集」・分析
◇ どのような変化が見られたか
　・体、心、行動、家庭環境、保護者の様子　など
○ 虐待の疑いの判断及び通告についての検討
○ 子どもの支援
　・支援方法の決定
　・保護者の対応に関すること
　・地域との連携に関すること
　　（関係機関との連携、民生委員、児童委員）
　・メンバーの役割分担
○ 職員会議、学年会議への報告
　（必要に応じて協議）　など
○ 継続支援
　・事例検討会
　・支援計画の見直し
　・関係機関との連携

※ 事例により関係機関との連絡調整役や校内の支援体制の窓口を決める。

↓　　連携

相談・通告：教育委員会、児童相談所、福祉事務所、市町村

Ⅲ　子ども虐待に関わる関係機関の役割

6 児童相談所の役割

　医療機関にとって、子ども虐待の窓口は児童相談所というイメージがあるかもしれません。しかし、児童相談所の本来の役割を考えることが大事です。従来、児童相談所は、あらゆる児童家庭相談に対応してきました。しかし近年、児童虐待相談などが急増する一方、身近な子育て相談ニーズも増大し、児童相談所が幅広い相談すべてに対応することは必ずしも効率的ではなく、市町村はじめ多様な機関によるきめ細かな対応が求められようになりました。

　そのため、平成16年の児童福祉法改正により、平成17年4月から、児童家庭相談は住民に身近な市町村の業務として法律上明確にされ、地域に密着した行政機関としてさまざまなサービスを提供する一次的な相談支援機関と位置づけられました。一方、都道府県など（児童相談所）の役割は、専門的な知識および技術ならびに司法関与を必要とする事例への対応、市町村への助言、市町村相互間の連絡調整、情報の提供などに重点化が図られました。これにより市町村と児童相談所は、おのおの特徴を生かした役割分担をし、連携・協力しながら児童家庭相談に対応していくことになりました。

　児童相談所は、都道府県（指定都市含む）に設置義務が課せられています。また指定都市以外に、個別に政令で指定する市も児童相談所を設置することができます。

児童相談所の虐待相談における役割

　以下、児童相談所〔知事及び指定都市（設置市も含む）の市長の権限が児童相談所長に委任されている場合を含む〕の虐待相談における役割について述べます。

①市町村援助機能

　市町村の児童福祉主管部署に対する技術的対応への助言、関係機関

の連携支援、人材育成支援、要保護児童対策地域協議会の設置や運営（進行管理など）への支援

②**相談機能**

相談のうち、市町村では対応が困難な専門的な知識および技術を必要とする事例の総合的な調査、診断、判定および関係機関などを活用し一貫した子どもへの援助

③**一時保護機能**

必要に応じて子どもを家庭から離して、児童相談所の一時保護所に保護、または児童福祉施設、里親、医療機関、その他適当な者に一時保護を委託

④**措置機能**

児童福祉司や児童委員による子どもまたはその保護者への指導、および保護者の同意による子どもの児童福祉施設、指定医療機関などへの入所または里親委託

⑤**その他の法的権限**

ア）虐待が行われている疑いがあるときに、保護者に対する出頭要求、立入調査、再出頭要求及び裁判官が発行する許可状による臨検または捜索

イ）家庭裁判所への申立て・承認による親権者の意に反する子どもの児童福祉施設などへの入所または里親委託

ウ）親権者がその親権を濫用し、または著しく不行跡であるときは親権喪失宣告の請求

エ）未成年後見人選任の請求

参考文献
厚生労働省：児童相談所運営指針（平成21年3月31日改正）．第1章　児童相談所の概要，第1節　児童相談所の性格と任務，2〜5．

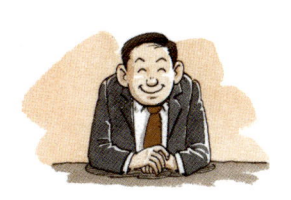

コラム　ハニカミ王子

　「Kは赤ん坊のころから笑わない子でした」と、いつもおとなしい次男を抱きながら、お母さんはニコニコしていいます。K君はハイハイできるころに来院しました。いくらあやしても睨むばかりです。稀にニコニコしても口のはしが少し上に動く程度です。大きな頭が目立っていたのが成長するにつれ体のバランスがとれてきて、男前、イケメン振りが際立ってきました。人を睨むその目に眼力があり、大人を魅了しました。ところがこのイケメン君は機嫌のよいときは少なく、気に入らないと泣きわめき、奇声を発するようになりました。次第にその傾向は強くなり、お母さんは本当に悩んでいました。その奇声たるや、外にまで響きわたり、遠くからでもK君がいるとわかるほどです。

　お母さんは目鼻立ちのしっかりした美人で、気立てのよい、人を攻撃しない人柄でしたが、反面、自分を責めるタイプでした。「わたしの育て方が悪いのかしら」と悩み、オロオロしながらも、一生懸命K君の遊び相手をしていました。昼食もいつも手のかかったカラフルで楽しくなりそうなお弁当を作ってきます。

　医院のソーシャルワーカーが相談にのり、児童相談所にも紹介しました。お母さんはK君の様子に一喜一憂し、皆に支えられ励まされながら育児をしました。お母さんの心配は、K君が将来社会生活ができる子になれるかということでした。

　2歳が過ぎて、K君は保育園へ行くことになりました。慣らし保育の初めの頃は大変でしたが、ほどなく意外なほどすんなりと受け入れてくれました。そして保育園では信じられないほどいい子になり、奇声も発しないし、乱暴もなく、自分を主張して泣きわめくこともすべてしなくなりました。

　何がK君のこころに起こったのかお母さんにもわかりません。いまでは保育園でよい子のK君は、ハニカミ王子といわれています。

第 IV 章

子ども虐待と法律

　医療従事者にとって、法律は難しいというイメージがあるかもしれません。
　しかし、医療機関がためらわずに子ども虐待への適切な対応を行うためには、その根拠となる法律の概要を知ることが不可欠です。とくに、守秘義務を有する医療従事者にとって、子ども虐待の対応における個人情報の考え方を知ることは、その後の行動の鍵となります。
　地域の関係機関もまた、法律の規定に基づき子ども虐待に対応します。法律は、目的・考え方の異なる関係機関を結ぶ共通言語ととらえましょう。

1 児童福祉法

　児童福祉法は、昭和22年、戦災孤児や浮浪児の保護・育成を目的として制定されました。その後、時代と子育て家庭の変化に伴い、一部の限られた児童と家庭への支援からすべての子どもと家庭への支援を視野に入れて改正が重ねられ、現在は子育て支援や虐待の早期発見・対応の面が強化されています。時代が変わっても、児童の福祉は子どもの最善の利益を追求することであり、その理念は何よりも優先されることに変わりはありません。児童福祉法のうち、医療従事者が知っておくべき子ども虐待と関連のある事項について概要を記載します。

児童の健全育成と愛護（第1条）
　児童が心身ともに健やかに生まれ、育成されるよう努めるのは、国民の責務です。全ての児童は、ひとしくその生活を保障され、愛護されなければなりません。

児童福祉施設等（第7条）
　助産施設や乳児院、児童養護施設など、児童の福祉に資する施設について定義されています。　　　　　　　　　　　　　　　　　　　　　　　　　（214頁参照）

　　※子ども虐待に関する地域の相談機関として、児童家庭支援センターがあります。児童福祉施設の相談指導に関する知見や、夜間・緊急時の対応、一時保護にあたっての施設機能の活用を図る観点から、乳児院、母子生活支援施設、児童養護施設などの児童福祉施設に附置されています。地方公共団体及び民法の規定により設立された法人及び社会福祉法人がセンターの設置及び運営を行うことができます。

要保護児童についての通告（第25条）
　要保護児童（保護者のない児童または保護者に監護させることが不適当であると認められる児童で、虐待に限らず非行など支援を要する児童全般を指します）を発見した者は、市町村、都道府県が設置する福祉事務所、児童相談所に通告する義務があります。

要保護児童対策地域協議会（第25条の2、5）　　　　　　　　（73頁参照）
　地方公共団体は、要保護児童の保護や、要支援児童（保護者の養育支援が必要な児童）・特定妊婦（出産後の養育支援が必要な妊婦）への支援のため、関係機関から構成される要保護児童対策地域協議会を置く努力義務があります。
　協議会では、関係機関の共通認識のもと適切な支援ができるよう、構成員に守秘義務を課し、情報共有の安全を担保しています（正当な理由がなく、知りえた秘密を漏えいした場合の罰則もあります）。

通告後の児童の状況把握（第25条の6） （208頁参照）
　市町村、都道府県の設置する福祉事務所または児童相談所は、児童虐待の通告を受け必要があると認めるときは、速やかに児童の状況の把握を行います。

要保護児童等の対応（第25条の7〜第27条） （210頁参照）
　要保護児童等の通告があった場合、その内容に応じて、在宅福祉指導、施設への入所、保育やショートステイ、訪問事業など必要な支援を行うことについて、規定しています。

家庭裁判所の承認による入所措置（第28条） （210頁参照）
　保護者が児童を虐待し、著しくその監護を怠り、保護者に監護させることが著しく児童の福祉を害する場合で、親権者や未成年後見人の同意がとられない場合、家庭裁判所の承認を得て施設への入所措置をとる制度です。

一時保護（第33条）
　児童相談所長は、必要があると認めるとき、児童を一時保護所に保護し、委託による保護を行うことができます。
　　　　※一時保護は、病院や施設も委託先となることがあります。なお、一時保護の必要性については児童相談所長が判断し、決定するものです。そのため、病院が虐待の疑いにより入院の必要性を判断した場合であっても、一時保護委託の適用となるかどうかは、児童相談所長が判断することとなりますので、児童相談所と十分に協議をすることが重要です。

親権停止（第33条の7、8）
　児童相談所長は、親権者が親権を濫用し、又は著しく不行跡である場合、民法第834条の規定による親権喪失の宣告を行うことができます。
　また、必要な場合、家庭裁判所に対して未成年後見人選任を請求しますが、親権を行う者又は未成年後見人が決まるまでの間、児童相談所長が親権を行います。

被措置児童の虐待防止（第33条の10〜13）
　一時保護も含め、施設等に措置された児童に対して、施設の職員は虐待を行ったり、心身に有害な影響を及ぼす行為をしてはなりません。
　また、施設等に措置された児童の施設内虐待を発見した者は、都道府県の行政機関等に対して通告を行わなければなりません。
　この場合においても、通告した者の匿名性は守られます。

親権とは
　親権とは、未成年の子どもに対する親の権利義務（第818号）の総称で、子どもを監護教育する身上監護権と子どもの財産を管理する財産管理から成ります。
　身上監護権は、監護及び教育の権利義務（第820条）、懲戒権（第822条）、職業許可権（第823条）が規定されています。
　民法第834条においては、「父又は母が、親権を濫用し、又は著しく不行跡であるときは、家庭裁判所は、子の親族又は検察官の請求によって、その親権の喪失を宣告することができる」とされています。

2 児童虐待防止法

　児童虐待対応件数の増加や、重大な虐待による死亡・重篤事件の発生などを背景とした、社会的な児童虐待への関心の高まりのなかで、いわゆる「児童虐待防止法」(正式名称は「児童虐待の防止等に関する法律」)が、平成12年に制定されました。
　児童虐待防止法は、児童虐待の定義や対応にあたっての理念、具体的な対応方法を示す、大変重要な法律です。医療従事者が知っておくべき法の概要と運用を示します。

法の目的(第1条)
　児童虐待は、児童の人権侵害、心身の成長と人格形成に重要な影響を与え、次世代への影響につながるとしています。
　児童に対する虐待の禁止、児童虐待の予防及び早期発見その他の児童虐待の防止、児童虐待を受けた児童の保護及び自立の支援など、児童虐待の防止等に関する施策を促進し、児童の権利利益の擁護に資することが法の目的です。

児童虐待の定義(第2条)
　児童虐待とは、保護者(親権を行う者、未成年後見人その他の者で、児童を現に監護するものをいう)がその監護する児童(十八歳に満たない者をいう。以下同じ)について行う行為をさします。法で定める虐待の定義を、いわゆる児童虐待の種類にあてはめると、以下のとおりとなります。

1. 児童の身体に外傷が生じ、又は生じるおそれのある暴行を加えること。【身体的虐待】
2. 児童にわいせつな行為をすること又は児童をしてわいせつな行為をさせること。【性虐待】
3. 児童の心身の正常な発達を妨げるような著しい減食又は長時間の放置、保護者以外の同居人による1.2.4の行為と同様の行為を放置し、その他の保護者としての監護を著しく怠ること。【ネグレクト】
4. 児童に対する著しい暴言又は著しく拒絶的な対応、児童が同居する家庭における配偶者に対する暴力(配偶者(婚姻の届出をしていないが、事実上婚姻関係と同様の事情にある者を含む)の身体に対する不法な攻撃であって生命又は身体に危害を及ぼすもの及びこれに準ずる心身に有害な影響を及ぼす言動をいう)、その他の児童に著しい心理的外傷を与える言動を行うこと。【心理的虐待】

児童虐待の早期発見（第5条）

　学校、児童福祉施設、病院その他児童の福祉に業務上関係のある団体及び学校の教職員、児童福祉施設の職員、医師、保健師、弁護士その他児童の福祉に職務上関係のある者は、児童虐待を発見しやすい立場にあることを自覚し、児童虐待の早期発見に努めなければならないとされています。また、これらの職種は、児童虐待の予防・防止・被虐待児の保護や自立支援に関する国・自治体の施策に協力するよう努めなければならないとされています。

　　※病院、医師が例示されていますが、医療従事者である歯科医師、看護師、歯科衛生士、助産師、医療ソーシャルワーカー、理学療法士、薬剤師等も同様です。

児童虐待に係る通告の義務（第6条）

　児童虐待を受けたと思われる児童を発見した者は、速やかに、これを市町村、都道府県の設置する福祉事務所若しくは児童相談所に通告しなければならないと規定されています。

　　※通告の具体的な窓口は地域により異なるため、予め調べておくことが必要です。

通告の守秘義務への優先（第6条第3項）

　通告の義務は、刑法の秘密漏示罪やその他の守秘義務に関する法の規定により妨げられないとしています。

　　※例えば、刑法（医師、歯科医師、薬剤師、助産師）、保健師助産師看護師法（保健師、看護師、准看護師）、診療放射線技師法（診療放射線技師）、歯科衛生師法（歯科衛生士）などの規定があります。

通告者の匿名性の保護（第7条）

　通告を受けた機関は、その職務上知りえた事項であって通告を行った者を特定させるものを漏らしてはならないとされています。

　　※言い換えると、通告にあたっては、匿名で行うことができるということです。ただし、医療機関や医療従事者が通告を行う場合には、実務的には名称等を伝えた方がその後の親子へのフォローを円滑に行うことができます。

児童虐待を受けた児童等に対する保育（第13条の2）

　市町村は、保育所に入所する児童を選考する場合には、児童虐待の防止に寄与するため、特別の支援を要する家庭の福祉に配慮しなければならないとされています。

　　※支援を要する保護者にとって、子どもを保育所等に入所させるなどにより、子どもとの適度な距離をとり、子育ての負担感を軽減させることも、支援の一方策として重要です。

親権の行使（第14条）

　児童の親権を行う者は、しつけに際して親権の適切な行使に配慮しなければならないとされています。また、児童の親権があるからといって、児童虐待に係る暴行罪、傷害罪その他の犯罪の責めを免れることはありません。

参考

　子ども虐待と密接な関係にある、DV（ドメスティックバイオレンス）の発見についても、医療従事者の責務があります。児童虐待防止法とあわせて、医療従事者が対応すべきことの基本を知っておきましょう。

配偶者からの暴力の防止及び被害者の保護に関する法律（配偶者暴力防止法）

- 医師その他の医療関係者は、その業務を行うに当たり、配偶者からの暴力（身体的）によって負傷し又は疾病にかかったと認められる者を発見したときは、その旨を配偶者暴力相談支援センター又は警察官に通報することができます。この場合において、暴力を受けた者の意思を尊重するよう努めるものとすることとされています。この場合においても、守秘義務は通報を妨げることはありません（第6条第1項）。
- 医師その他の医療関係者は、その者に対し、配偶者暴力相談支援センター等についての情報を提供するよう努めなければなりません（第6条第4項）。

DV（ドメスティックバイオレンス）に悩む方のため、全国共通ダイヤルにより、24時間、自動音声システムにより最寄の相談窓口を案内しています。
平成22年2月22日からは、案内された相談窓口のなかから希望する窓口に電話を転送し、直接相談を受けることができるサービスが開始されています。

電話番号　0570-0-55210

- 利用には通話料（全国一律10円／1分）がかかります
（平成22年3月現在）
- 各相談窓口の相談受付時間に利用可能です。

内閣府男女平等参画室ホームページをもとに作成

3 個人情報と法律

　児童虐待の対応や、子どもと保護者への支援にあたっては、関係機関の間における個人情報の共有が不可欠です。医療機関での個人情報の扱いについては、個人情報保護法（「個人情報の保護に関する法律」）や各地域の条例に規定されるとともに、「医療・介護関係事業者における個人情報の適切な取扱いのためのガイドライン」（厚生労働省　平成16年12月　以下本章では「ガイドライン」という）で、考え方や具体例が示されています。

個人情報とは

　個人情報とは、「個人に関する情報であって、当該情報に含まれる記述（氏名や生年月日等）により特定の個人」を識別できるものをさします（法第2条）。

医療機関等における個人情報の例　　　　　　　　　－ガイドライン－
診療録、カルテ、手術記録、助産録、看護記録、検査所見記録、エックス線写真、紹介状、退院した患者にかかる入院期間中の診療経過の要約、調剤録等

守秘義務と通告

　医師や歯科医師、看護師など医療従事者には、刑法や医師法、歯科医師法、保健師助産師看護師法などの各種法に基づいて、職務上知り得た情報に関する守秘義務が課せられていますが、児童虐待の通告はそれに優先するとされています（児童虐待防止法第6条第3項）。

要保護児童対策地域協議会と守秘義務

　「要保護児童地域対策協議会」においては、要保護児童等の支援に実効性を持たせるため、構成員に守秘義務が課せられており（違反の場合罰則もあります）、個人情報の共有を行うことが可能です（児童福祉法第25条の5，第61条の3）。

個人情報の利用目的と目的外使用

　個人情報保護法では、個人情報を扱う場合には、その利用目的を特定することを求めています(法第15条)。また、目的以外の理由で個人情報を扱う場合は、本人の同意が必要としています(法第16条)。

院内掲示

　ガイドラインにおいて、次のような個人情報の使用については、「医療機関の通常の業務で想定される目的」としており、「これらを参考として、自らの業務に照らして通常必要とされるものを特定して公表(院内掲示)しなければならない」としています。

医療機関等の通常の業務で想定される目的の例　　　　　－ガイドライン－
○他の病院、診療所、助産所、薬局等との連携
○他の医療機関等からの照会への回答
○患者の診療等に当たり、外部の医師等の意見・助言を求める場合
○事業者等からの委託を受けて健康診断を行った場合の、事業者等への結果の通知
○医療機関等の内部において行われる症例研究

目的外使用の例外

本人の同意なしに個人情報の目的外使用ができる場合　　　－ガイドライン－
○法令に基づく場合(法第15条3の1)
　児童虐待防止法に基づく児童虐待に係る通告等
○公衆衛生の向上又は児童の健全な育成の推進のために特に必要がある場合であって本人の同意を得ることが困難であるとき(法第15条3の2)
　　　　　　　　　　児童虐待事例についての関係機関との情報交換

個人情報の第三者提供

　個人情報保護法では、個人情報を第三者に提供する場合には、あらかじめ本人の同意が必要であるとしています(法第23条)。ガイドラインでは、第三者に該当しない場合として、同一事業者内における情報提供(例:病院内の他の診療科との連携)などをあげています。

第三者提供の例外

本人の同意なしに個人情報の第三者提供ができる場合　　　－ガイドライン－
○法令に基づく場合(法第 23 条の 1)
　　　児童虐待防止法に基づく児童虐待に係る通告
　　　児童福祉法に基づく要保護児童の通告
　　　配偶者暴力防止法に基づく DV 被害者の通報
○公衆衛生の向上又は児童の健全な育成の推進のために特に必要がある場合であって本人の同意を得ることが困難であるとき(法 23 条の 3)
　　　児童虐待事例についての関係機関との情報交換
○本人の同意が得られていると考えられる場合
　　　院内掲示等の公表による包括的な同意・黙示の同意

本人同意を得る方法

　「『医療・介護関係事業者における個人情報の適切な取扱いのためのガイドライン』に関するＱ＆Ａ(事例集)」(平成 17 年 3 月　厚生労働省　平成 18 年 4 月 21 日改訂版)によると、医療機関が本人同意を得る方法について法令上の規定はなく、文書、口頭、電話による方法も認められるため、内容や緊急性などを勘案し適切な方法で同意を得るべきとされています。ただし、虐待対応のためには同意を得た旨をカルテ等に記載することが重要です。

黙示の同意

　院内掲示等により、医療提供に必要な個人情報の利用目的(例：患者への医療提供のため、他の医療機関との連携を図る等)が公表されており、患者から同意しない旨の意思表示がない場合は、患者の黙示による同意があったとみなします。

本人同意が必要な場合

　目的外使用や第三者提供の例外に当たらない場合においては、本人の同意が必要です。
　　例)虐待を疑うほどではないがリスクを感じるなどの段階での関係
　　　機関への連絡
　　　診療情報提供書や出産後の「退院連絡票」などの作成・提出

コラム　輸血と法律

　輸血と法律というと思いだされるのがエホバの証人の輸血拒否事件でしょう。この事件は内容を誤解されている方が多いと思います。

　この判決により、医師は患者が輸血をしないで手術をしろといったら、必ずその指示にしたがう必要があると考えられたのではないでしょうか。しかし、それは間違いです。患者の指示は単なる希望の表明であり、それだけで医師を拘束するものではありません。

　患者の意思が医師を拘束するのは、医師が患者の意思を受け入れると表示した場合です。患者の自己決定権という言葉が一人歩きしたため、医師は患者のいうことに何でもしたがわなければならないと思われたのではないでしょうか。医師には専門職として良心にしたがった治療をする権利があり、それを他人に侵害される理由はないのです。

患者：自己決定権 ⇔ 医師：良心にしたがった治療をする権利

　患者が絶対的無輸血で手術をして欲しいといっても、医師はその良心にしたがって、「生命に危機がある場合、救命のために必要と考えたら輸血を行う」と答えてよいのです。患者が嫌だと思えば、他の医療機関を探せばよいのです。

　平成10年の東京高裁の判決でも、医師が患者の要求する絶対的無輸血の手術に応じなかったから損害賠償が認められているのではなく、医療機関の側で、生命の危機が生じた場合は必ず輸血をすると決定していたにもかかわらず、それを患者にいわず、患者がそこで手術を受けるか、他へ行くかの選択権を奪ってしまった点に損害賠償責任を認めているのです。最初から緊急の場合は輸血すると患者に伝えておけば、患者は輸血覚悟でその医療機関での手術を受けるか、他の絶対的無輸血での手術を受け入れてくれる医療機関を探すかの選択ができたのに、医療機関が輸血をするとの方針を患者に説明しなかったため、そのチャンスを奪った点に損害賠償責任を認めているのです。

コラム　子どもの輸血／親の意思と法律

　日本輸血・細胞治療学会、日本麻酔科学会、日本小児科学会などがだした「宗教的輸血拒否に関するガイドライン」の概略を説明します。
　ガイドラインは、① 18 歳以上 20 歳未満、② 15 歳以上 18 歳未満、③ 15 歳未満の 3 つに年齢に区分し、①の場合は前項目の成人と同じ扱いをし、②の場合は本人または親権者のどちらかが輸血を希望すれば輸血を行うが、両者反対なら輸血はしない、③の場合は未成年者・両親ともに輸血拒否をしても両親の親権を停止させた上、代行者の同意を得て輸血するとしています。

　私自身は、未成年者が人格の可塑性に富み、成長により考えが変化する可能性が高いことから、生命を終わらせるという取り返しのつかない事態は極力避けたいと考えています。そのため未成年者であれば年齢を問わず、本人・両親とも輸血に明確に反対しても、その未成年者の生命を救うため、両親の親権を停止し、代行者の同意という手続を踏み、時間的余裕のない場合には緊急事務管理（民法 698 条）として救命のために未成年者に輸血を行うべきと考えます。その場合、損害賠償を請求される危険はありますが、最高裁で宗教的人格権を認めた裁判例でも 50 万円の慰謝料という形で決着していますので、輸血を行うことに対して重大な脅威というほどではないと考えます。
　未成年者の親には親権が認められていますが、未成年者が心身ともに健全な成長をすることを目的に認められていますので、生命を奪う危険ある行為まで親権として認められないと考えられます。未成年者の救命を第一に考えますので、時間的な余裕のある場合は、必ず正式な法的手続を踏まれることをお勧めします。

第V章

子ども虐待と家族の機能

　家族は、子どもにとって、一番の安心できる拠りどころであるべき場所です。しかし、家族の機能が果たされなくなったとき、その不全は子ども虐待やDVなどの形で表れます。
　虐待を受けた子どももまた、反応性愛着障害や逸脱行動・反社会的行動などの深刻な問題を抱えることとなります。
　子どもの健全育成は、次代の親の育成でもあるため、虐待を引き起こす家族不全の問題と虐待を受けた子どもの状態像を知り、未然に虐待を防ぐよう心がけることが重要です。

1　子ども虐待と家族の機能

　子ども虐待は、精神と身体に対する大きなダメージを与えるだけにとどまりません。家族としての機能を大きく損ない、影響として子どもたちの心の育ちをさらに偏ったものにしてしまいます。そしてその偏りは、うまく機能しない家庭を新たに生みだすことにもなります。

子どもの心の成長に対する家族の影響

　人間の成長を追うと、人間らしいことは生後1年かけて徐々にできるようになることに気づきます。直立歩行や手の動き、言語能力だけでなく、対人関係やコミュニケーションの力も、すべて確立するまでにおよそ1年を要します。これは子どもだけで発達するのではなく、この間の家族の集中的な関わりによってもたらされます。このように考えると、発達の初期に子どもがどのような精神的環境に置かれるかは、非常に大きな意味を持つものだといえるのです。

　基本的な能力の発達の基盤の上に、子どもたちの心の成長が成り立ちます。他人をどのように信頼するか、自分が生まれてきたことにはどのような意味があるのかといったことは、心が成長していく上での重要な要素ですが、これらを自然に自分のものにしていくためには、家族が安定した関係を営んでいることが不可欠なのです。

　虐待状況に置かれた子どもは、こうした心の成長に非常に重要な要素を剥奪された状態にあるということができます。

家庭の機能不全としての子どもの虐待

　虐待にはもう一つの重要な側面があります。それは虐待が発生することそのものが、家庭が基本的な機能を果たしていない状況の表現でもあるという事実です。

　家庭には、子どもを健康に育てるだけでなく、それぞれの家族に安

定した帰属を与えるという重要な機能があります。しかもそれは小さな社会である限り、お互いを守りあうということによって成り立っています。

　家族の最も弱い存在に対する暴力的な支配が発生して、それを抑止するメカニズムが機能しない『子どもの虐待』という現象は、この家庭の基本的な機能が麻痺していることの端的な表れなのです。

虐待をめぐる社会の悪循環

　もう一つ大きな単位の社会を考えると、家族が機能を遂行できるために、過不足のないサポートを与えるのが社会の役割だといえます。子どもが家庭に属し、さらに社会に帰属するという意識は、こうした階層的な支える仕組みによって成立しています。

　そうしますと、虐待を起こす機能不全の家庭が、周囲から適切にサポートされずに存在するということは、社会の機能が失調をきたしていることの表現であり、虐待被害の子どもたちが社会によって守られ、必要とされているという感覚を喪失させることにもつながっています。

　虐待はごく一部の家庭の現象のようにみえますが、そのような機能不全社会が、虐待を引き起こす家庭を次々と生みだし、自分たちを必要としない社会を信頼しない子どもたちを次々と作っていきます。

　虐待された子どもへの対応は、つまるところ大人が彼らにとって尊敬に足る存在であることを回復するための作業なのだともいえるでしょう。

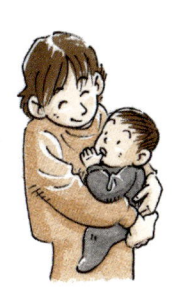

2　子どもに必要な家族とは

　家族が家族としての役割を放棄し、家全体が家としての機能を果たせなくなってしまったとき、子どもの生活は歪み、すさんでいきます。子どもの問題行動は、親から裏切られ、見捨てられ、心の自由を奪われた子どもが深い哀しみや怒りに苦しんだ結果であることも多いのですが、反社会的行動や親への反抗・攻撃的言動といった表に現れるエネルギーがあるといえます。

　著しい虐待は、子どもの生きようとする力をすべて破壊し奪ってしまいます。最悪の結果は死となるのです。

　家庭が家族としての役割が果たせ、家が家としての機能が発揮できるためには、家のなかに「大人」がいることが必要です。ここでいう「大人」とは、以下の3点が果たせる成人をいいます。

子どもを守る

　家庭は、家族一人ひとりが安心できる、ほっとできる、落ち着ける、人の目を気にせずにすむ、心が休まる、心が自由になる、安全な生活空間でなければなりません。そうすれば家族は外で頑張ったり、辛抱することができ、多少のストレスや心の傷、心身の疲労がたまっても家に帰れば癒されます。家族の安全や家を守るためには、外からの不当な外力や圧力から守ることのできる強さと力が必要です。そのような頼りになる大人が子どもを守るためには必要です。

子どもをわかる

　子どもが健康に育っていくためには、子どもの心を分別をもって理解し、味方になれる大人が必要です。健康な子どもにとっての理想的な親のイメージは、よい意味での"親ばか"です。

子どもにやさしい

　子どもに接する際に「大人」に求められる態度と姿勢は、やさしさと暖かい雰囲気です。それは子どものいいなりになってしまう、物わかりのよすぎる親とはまったく違うものです。

　ふつう、子どもを守るために必要な強さと厳しさは父性が担い、やさしさや物わかりのよさは母性が担うといわれています。両性の機能がうまく働いている家庭では、子どもは親を尊敬し、親を乗り越えようと努力し親から自立していきます。しかしこれは何も父親は男らしく、母親は女らしくあらねばならないということではありません。父母が助け合い、やさしさと厳しさが等しく子どもに向けられればいいのです。

　この点、ひとり親家庭の場合は、１人で父性と母性の役割を果たさなければならないので大変ですが、父性と母性の役割を家庭内でうまく使い分けることにより、子どもは立派に育っていきます。家族の機能がきちんと果たされている家庭で育った子どもは皆、心が健康です。虐待が起きる家庭ではすべて家族の機能不全が存在します。

表　子どもにとって必要な家族とは
- 子どもを守ることのできる頼もしい大人
- 子どもの心がわかり味方になれる大人
- やさしい、温かみのある心を持った大人

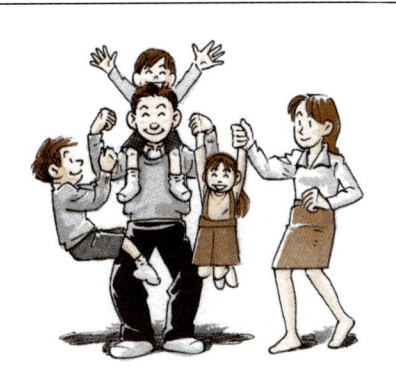

3 虐待が子どもに及ぼす影響
乳幼児期、学童期

　子どもの虐待死の統計によると、約40％が1歳以下の乳児であり、全体の76％を4歳以下の乳幼児が占めています[1]。年齢が低いほど虐待への抵抗力が弱く回避する術をもたず、養育にかかる親への依存が強いためと思われます。脳は、年齢が低いほど未発達な状態にあり、虐待の影響を大きく受けます。乳幼児期の虐待による愛着障害(130頁参照)は、対人的・社会的な能力の欠落だけでなく、脳の器質的な発達障害を生じさせ、生きていく上でのさまざまな困難をもたらします。

愛着障害と対人的社会的能力の欠落

　乳幼児期は、母と子の間に人間関係の基礎になる深い信頼関係(愛着関係)が芽生える大切な時期であり、愛着の形成過程は脳の発達に大きな影響を及ぼします。アメリカ精神医学会の『精神障害の診断と統計のマニュアル(DSM)』では、5歳未満の乳幼児期からはじまる対人関係の障害を「反応性愛着障害」と診断し、環境による脳の発達障害が原因です。

　5歳までに親との適切な関わりのなかで発達するはずの脳が、虐待された子どもでは発達不全となり、将来的に行動・思考・人間関係・道徳感などさまざまな面で障害を生じる原因となります。適切な愛着が形成された子どもは、親に信頼感を寄せてその価値観を自分のものとし良心を育て、道徳観・倫理観を持ち社会ルールを守る人に成長します。虐待された子どもは自分を否定的に捉え、「守られなかった」という不安は未来への絶望・環境への怒りに繋がり、自傷行為や反社会的行動を起こす原因となります。

愛着形成と脳の発達

　新生児の脳は、呼吸・心拍・食欲を司る脳幹と、生命の危険や不安

を察知する扁桃体と呼ばれる部分だけが完成されています。それ以外の脳の大部分の発達は、出生後に世話をする人や環境との相互作用により決定します。したがって愛着の形成過程は、脳の発達に大きな影響を与えることになります。

　乳児が泣くと、母親・父親は静かに話しかけあやして抱き上げます。こうした適切な対応によって、子どもは不安感を拭い脳内の緊張を和らげることができます。虐待を受けた子どもは親との適切な関わりを体験していないため、自分の欲求や不満を脳幹で調節する機能が未発達で緊張を和らげることができません。さらに虐待という強烈な刺激が加わるため、脳内は常に不安で緊張した状態にあります。

　こうした感情面の障害は、将来行動面の障害へとつながります。人間にとって大切な前頭葉は学童期を迎える5〜6歳の頃に著明に発達し、感情の中枢を抑制することが可能になります。しかし、虐待環境で育った子どもは、前頭葉の発達が悪く抑制機能に支障が生じます。感情中枢の調整の悪さは、大脳皮質と中脳の間の抑制と興奮のバランスを崩して、大脳皮質の発達に影響を与えます。

　高次の思考を司る前頭葉の機能障害は、整理整頓の不得手さ・衝動のコントロールの未熟さ・見通しの悪さ・多動をもたらし、思考力や学習障害にもつながります。

表　被虐待児にみられる脳の異常と臨床像の比較（遠藤ら、2005年）

被虐待児で異常が指摘されている脳領域	
脳梁（島）	→解離症状
海馬、（扁桃体）	→ PTSD、（BPD*）
前頭前野	→実行機能の障害
前帯状回	→注意の障害
上側頭回 眼窩前頭皮質 扁桃体	→社会性・コミュニケーションの障害

[* BPD　Borderline Personality Disorder；境界性人格障害]

参考文献
1．アメリカ　虐待による児童保護観察局：2002年度統計．
遠藤太朗ほか：子ども虐待と注意欠陥多動性障害．臨床精神薬理8，東京；星和書店，2005：905-910．

V　子ども虐待と家族の機能

4 虐待が子どもに及ぼす影響
思春期

　虐待体験が子どもの心に及ぼす影響は、時間的には遠く隔たった思春期にさらに深刻な現れ方をすることがあります。ここではその理由について考えてみることにします。
　虐待の最も悲惨な結末が、死亡であることはいうまでもありません。しかし、幸いにして死に至らなかった子どもたちにも、心の問題としての影響が確実に残り、その程度は加えられた暴力による身体的な外傷の程度とは、必ずしも一致しません。そのため、当面深刻な結末につながるおそれがない虐待事例であっても、放置することはできません。
　思春期に現れる心の問題としての後遺症は、信頼できる大人を選んでついていく過程がうまくいかなくなる愛着障害（130頁参照）とも呼ばれる状態の延長上にありますが、その現れ方はまったく違ったものになります。

　虐待を受けた子どもたちが思春期にみせる問題を、大きく分けて、対人関係上の問題・セルフイメージと気分の低下の問題・情動と衝動のコントロールの問題として整理してみます。
　虐待的な関係の後遺症として他人に自分の領域に侵入されることに強い不安を感じるようになった子どもたちは、同世代集団のなかでも協調して遊ぶことが難しくなります。
　こうした集団適応上の問題が思春期まで続くと、社会参加を当然のこととは思えないタイプの不登校となることが多くにみられるだけでなく、相手とのほどほどの対人的な距離を維持できないといった、不安定な対人関係行動パターンに発展していく背景を作り、これが青年期以降に社会的に孤立していく可能性へとつながっていきます。
　身体的虐待やネグレクトは、心理的虐待を伴うことが多く、「自分

は生きているに値しない」という価値観を植えつけられる経験となっています。この「自分の価値に対する懐疑」は、自分というものを捉えるための足場のようなものなので、幼児・学童期よりむしろ思春期になってから爆発的な発現をすることがあります。思春期が、自分自身の定義の仕直しの時期であることを考えれば、足場の弱い彼らが、自分が生きていることの意味に懐疑的になり、自己確認のためのさまざまな逸脱行動を繰りだすようになるのは、むしろ当然のことなのかもしれません。したがって、懐疑がそのまま症状化すれば根の深い抑うつになりますし、行動化されれば自傷・過食・反社会行動といった逸脱になるのです。

　虐待を受けた子どもたちにしばしばみられる問題は、情緒的な抑制の難しさです。情緒的な抑制の難しさは社会的逸脱を起こしやすくしているだけでなく、対人関係全般をひどく難しいものにしてしまうことがあります。注意獲得のための行動や試し行動も、この衝動性の高さが加わるために、養育者や支援者にとって扱いにくいものになってしまいます。

　こうしたことが相互に影響しながらさまざまな水準で循環するため、思春期の問題は多彩かつ突発的です。解離を別にすれば、表現される行動ひとつひとつには一般の思春期問題との特異性はありませんが、自分を確立できずにそこへと転落していく脆さが、心の問題としての根の深さを物語っているといえるでしょう。

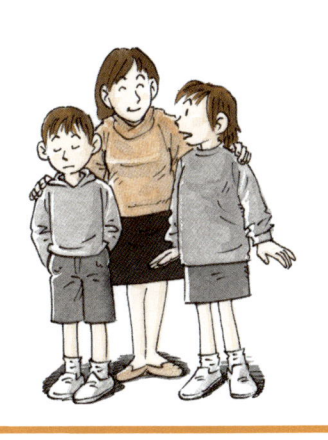

5 DV（ドメスティックバイオレンス）と子ども虐待

　DVは、一方が片方に暴力を振るいながらもともに依存し合い、共生関係にある2人の間で生じることが多い大人同士の虐待です。DVの加害者あるいは被害者には、自分自身の親との基本的信頼関係が築けておらず、親から虐待を受けて育った場合もあります。

　DVを1回目撃しただけでも子どもにとっては心理的虐待となりますが、DVの加害者、被害者、あるいは双方が子どもへの恒常的な虐待者となる可能性もあります。DVのある家庭にいる子どもを診る際には、身体的虐待・性虐待の有無もチェックする必要があります。

　DVに曝されながら育った子どもの心理的変化の特徴は、次の3点に集約されます。

恐怖と不安で子どもの心は萎縮する

　子どもの心が健康に育っていくためには、子どもがやりたいと思ったことを、子どものやりたいようにやってみることができる生活空間が必要です。常に外の何かを意識し、外の様子をうかがいながら、自分に危害が加えられないように相手のいいなりになり、不安と緊張のなかでびくびくしながら恐怖に向かいあっている生活は、子どもの心を歪んだ方向へ進めてしまいます。子どもは未熟なるがゆえに、大人が子どもに気を使い、子どもを育てなければいけないはずなのに、子どもが大人に気を遣わなければならないこと自体が異常といえます。

子どもは親を理解できず何を信じてよいのかわからない

　普通の夫婦喧嘩であれば、後できちんと子どもにわかるように親が説明すれば子どもは納得します。しかしDVの場合は、突然に何の脈絡もなく一方の都合で片方に暴力行為を及ぼすわけですから、子どもの心には予測不能で逃げ場がなく、納得や理解ができないことに映り

ます。時によってはとても仲のいい2人になる場合(ハネムーン期)があるので、子どもの心は、何が真実で、何を信じていいのかわからなくなります。

暴力がコミュニケーションの手段だと考えてしまう

　DVが生じる二者関係の異常さは、片方の勝手な都合と力で一方を支配しているにもかかわらず、他方は心理的には相手に依存してしまう点にあります。DVの光景を目のあたりにしながら育った子どもは、相手を信頼すること、相手を受け入れること、相手の心を支えることなどコミュニケーションにとって重要なことがわからないまま、成長してしまいます。その結果、コミュニケーションの最後の伝達手段は暴力であるといった、誤った認識が子どもの心に生まれてしまう可能性があります。

表　DVと子どもの虐待

DVは大人同士の虐待である
DVのある環境にいる子どもは心理的虐待のほか身体的虐待や性虐待を受けていることもある
DVによる子どもへの影響とは 　・恐怖と不安で心は萎縮する 　・何を信じてよいか、わからなくなる 　・暴力をコミュニケーションの手段だと考えてしまう

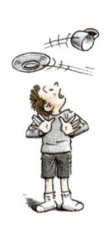

Ⅴ　子ども虐待と家族の機能

コラム 子どもの心の問題の医療的対応

　わが国においても、虐待を受けた子どもたちへの医療的な対応が本格的にはじまっています。医療的対応が求められた被虐待児には、スケジュール管理や次に起きることの予想が困難、持ち物の整理ができない、衝動コントロールが困難、易刺激性などの臨床的な特徴が認められます。この特徴は、学校などの集団生活の場面で大きな問題を引き起こす原因となります。常に過覚醒状態で易刺激的な子どもは、周囲に挑発を繰り返します。子ども同士のくすぐりあいが最後には必ず殴りあいで終わり、しかも記憶の断裂があって、大暴れした後に何をしたのかまったく覚えていない解離症状を示します。被虐待児が示すこうした行動は、周囲には問題行動として捉えられます。問題行動の原因が虐待体験によるトラウマである以上、心の問題への医療的対応（薬物治療や精神療法などを含めた専門的な治療）が必要です。

　被虐待児とその親は、そもそも対人関係がうまく結べない場合が多く認められます。専門機関でも突然の通院の中断は稀ではありません。安定した治療を続けるには、地域関係者との連携が欠かせません。

　また、被虐待児の示す症状は、発達や行動の障害などとの鑑別が専門家ですら難しいものです。杉山[1]によれば、他人に関心を示さなくなる反応性愛着障害の抑制型は、広汎性発達障害との鑑別が困難で、反応性愛着障害の脱抑制型は、誰彼かまわずベタベタするタイプで、ADHDとの鑑別が非常に難しいのです。被虐待体験の明らかな治療例を分析すると、1/4が広汎性発達障害の診断基準を満たし、2割がADHDの診断基準を満たします。被虐待児は、境界線知能が多い、知能に見合った学力を得ることが難しいという特徴も持っていますが、治療が進むなかで知能指数が上がる場面にもしばしば出会います。虐待体験は、それほどまでに大きなトラウマです。

1．杉山登志郎ほか：講座　子どもの心療科．講談社，東京,2009年．

第VI章

子ども虐待の発見の機会と対応方法

　医療従事者の子ども虐待における重要な役割は、子ども虐待の早期発見です。医療従事者は診察や予防接種、園医・校医としての健診などの機会を通じて、子どもや子育て家庭と接しています。そのような機会は、すべて虐待の発見の機会となりうると捉え、見逃さずに親子を支援のネットワークに結びつけねばなりません。
　子ども虐待は、その可能性を念頭に置かない限り、発見することはできません。医療従事者は、子ども虐待の知識を正しく持つとともに、多くの子どもを観察するなかでの「気づき」を大切にすることが重要です。

1 子ども虐待の発見の機会

虐待はないか？　疑うことからはじまる

　子どもの存在自体が常に虐待の可能性に結びつくという認識が必要です。疑わなければ決してみつけることはできません。見逃されてきた過去の多くの事例がそのことを示しています。小児科医が子どもと出会うのは、診療の場、地域の乳幼児健診の場、幼稚園・保育園の園医そして学校医などとしてです。こういったあらゆるところに虐待発見の機会があります。また、医療従事者は専門職であると同時に、地域の大人として、子どもがいる場所すべてを子ども虐待の発見の場と捉えることが大事です。

診療所はもっと子ども虐待に関心をもって

　診療所は地域のかかりつけ医としての機能があるため、虐待の場である家庭・家族に継続的に関わることが可能で、予防から早期発見、対応まで重要な役割を担っています。診療の場面では養育者と子どもが一緒に現れるので、養育者の態度・行動、そして子どもの様子、さらにはその関係までも観察することができます（Ⅶ章参照）。

　医師だけでなく受付事務、看護師、薬剤師など医療機関の職員全員が、子ども虐待の知識を持つとともに、この親は気になる・この子どもは気になる・この親子は気になる、という自分の感覚をもっと大事にしましょう。気になる親・子ども・親子・家族をみつけたら、虐待を必ず念頭にいれて、『援助の必要な家族』というまなざしを持ちながら、点としての関わりを継続的な線の関わりにつなげ、さらに各分野と連携して面で関わっていくように広げます。

機会を見逃す理由

子ども虐待の発見の機会を見逃す理由として以下のことがあげられます。
① 子ども虐待の知識がない、経験がない。
② 診療の場は互いの信頼から成り立つ場であるため、人を疑うことは苦手である。
③ 見逃しても訴えられない（通告の義務はあるが、義務を果たさなかったときの罰則が日本にはない。子ども虐待は深刻な事態であるという社会的認識の欠如）。

子どもの安全を何よりも優先していくというスタンスに立つことが、子ども虐待の発見につながっていきます。

対応

虐待の発見は対応のスタートです。継続的に関連機関がそれぞれの責任を果たしながら連携しあい、子ども虐待の対応にあたっていくことが必要です。

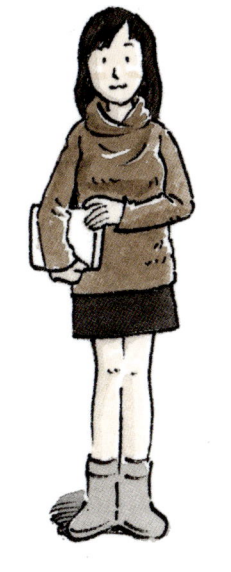

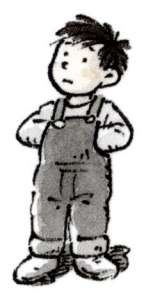

2 健診の機会

乳幼児健診では、以下のことを把握することができます。
① 子どもが年齢相当の心身の発達をしているか
② 子どもが年齢相当のケアをされているか
③ 保護者がその年齢の発達に必要なケアをしているか
④ 親子関係が円滑であるか
⑤ 保護者はどのような状態か

保護者の声（語り）に耳を傾けて

　虐待する保護者は何かに困っているか追い詰められていることが多いのです。経済上の問題、夫婦間のトラブル、家族の問題、育児上の不安や不満、自身の健康上の問題あるいは人生に対する苦悩など多種多様です。

　とくに、乳幼児健診で語られる心配ごとには、まず受容と共感を示し、保護者を孤立させないことがポイントです。指導やアドバイスだけだと、親としての自信を喪失させかねません。

　健診にあたっては、次のような態度を心がけましょう。
・よくやっている、ちゃんと育てているという承認の言葉がけをする
・わからなくてもあたりまえ。わからないことを責めない
・具体的なアドバイスを行う
・「次はいつ」という確実なつながりをもつ

現代の子育て事情を理解して

　育児とは非常に個別的な営みですが、働き方の多様性、経済格差、価値観の変遷など大きな社会の流れと離れた育児はありえません。育児は、時代を敏感に反映していますので、保護者に寄り添うためにも育児関連用品（おむつやスキンケア用品、おもちゃ、育児雑誌、子ども向

けビデオやDVD)や子どもの遊び場、親世代の嗜好・ライフスタイルなどに目配りした健診が求められています。

育てにくい子どもの早期発見を

　虐待が起こる一因には、子どもの育てやすさに差があるためといわれています。育てにくさには、さまざまな原因があるでしょうが、親の訴えに耳を傾け、健診会場での子どもの様子から育てにくさの目立つ子ども(脳性麻痺や発達障害など)を早期にみつけ、その子どもにあった育児環境を調整することも必要です。

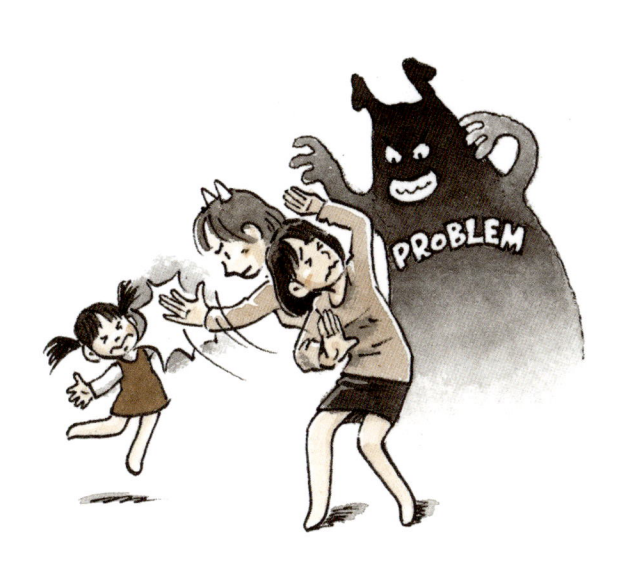

3 予防接種での発見の機会

　子ども虐待を発見する重要な機会の一つに予防接種があります。予防接種に関しては、次の2点がポイントです。

母子手帳は虐待防止・早期発見に役立つ

　子どもの病気の予防に役立つ予防接種ですが、まったく受けていない、あるいはきちんと受けていない子どもに遭遇することがあります。母子手帳に予防接種の状況が管理・記録されていますので、接種状況をうかがい知ることができます。

　また母子手帳の発行が遅かったり、母の妊娠時の記録が乏しかったり（妊婦健診をきちんと受けていない）、乳幼児健診もきちんと受けていなかったり、その他の記載もほとんどないときには、母子手帳から虐待を疑う必要があります。その他、虐待のハイリスクの有無を記録から確認することもできます。

予防接種が不完全になっている場合

　次のような状況が疑われますので、適切な対応が必要です。
①保健ネグレクト（子どもに必要な予防接種を受けさせない）の可能性
　地域の窓口に通告しておきます。
②効果への不信感、あるいは副反応への懸念
　親の予防接種に対する誤った情報のために、子どものためにと思っているのですが、結果的には必要な予防接種を受けさせていないことになります。親の気持ちに寄り添いながら、正しい情報を根気よく機会あるごとに伝える必要があります。
③受けさせることができなかった複雑な事情
　頻繁に転居をくり返している、配偶者が複数回変わる、生活が安定していない、などの複雑な事情が背景にあって、予防接種が不完全

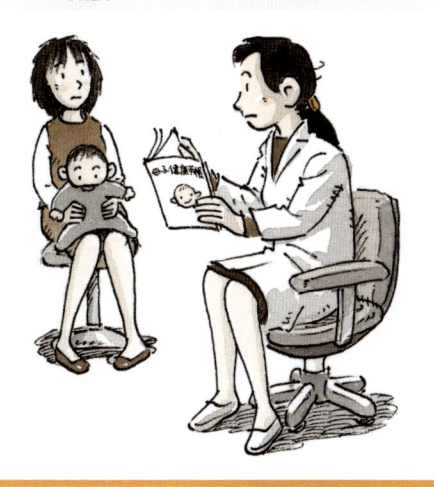

になっている場合があります。予防接種が不完全であることを責めず、まずは複雑な事情をねぎらいましょう。ここで築いていく医師と保護者の人間関係が虐待の早期発見・予防に確実につながっていきます。接種できるときに優先順位の高いものから受けることができるように、受診時間を融通するなど接種機会を増やすなどしてできるだけ配慮して対応します。

母子健康手帳の予防接種の記録ページ（母子保健法施行規則により規定されている）

4 保健室での発見の機会

健康診断

身体計測・内科健診
　月別の身体計測値を継続的に発育グラフにプロットするなどして発育状況を把握します。また、身体計測実施時に不潔な皮膚状態でないか、不自然な傷やあざがないかなどを把握します。内科健診においては、学校医が診察する際に異常に怖がったりしないか、脱衣に対して異常な抵抗がないかなどの視点も大切です。

耳鼻科健診（聴力検査）・眼科健診（視力検査）
　心因性難聴や心因性視力低下など、器質的疾患が認められないにも関わらず、「聞こえない」、「見えない」などの場合は、背景要因のひとつに虐待があります。

歯科健診
　ひどいう蝕、歯の萌出の遅れ、口腔内外傷の放置、口腔内の不衛生なども重要な視点です。

健康診断事後措置状況
　健康診断の結果により、受診が必要と認められた子どもには医療機関受診勧告が発行されますが、何度受診勧告をしても受診させない、精密検査を受けさせない場合は、虐待が考えられることがあります。

保健室での対応

　次の症状や行動が頻繁に現れる場合は注意深く観察し、対応することが望まれます。

　①不自然な外傷がある、②受傷原因の説明が曖昧である、③家庭でのケガで来室する、④学校でのケガの処置が家庭で放置される、⑤衣服が不潔であ

る、⑥衣服などが臭う、⑦入浴していない、⑧体重減少または増加しない、⑨不登校である、⑩無断欠席をする、⑪理由が不明の遅刻が多い、⑫治療が必要でも保護者が受診させない、⑬空腹を訴える（給食での異常な食欲）、⑭他人との身体接触を異常に怖がるまたは異常に好む、⑮性情報に対し異常な関心または異常な嫌悪感を示す、⑯摂食障害がある、⑰リストカットを疑う自傷行為がある、⑱表情が暗い、⑲頭痛・腹痛・倦怠感などの不定愁訴をくり返し頻繁に来室する、⑳尿失禁や便失禁が頻回である、㉑家に帰りたがらない、㉒教職員に反抗的な態度または異常に甘える、など。

学校医・学校歯科医との連携

　学校が子ども虐待を発見した場合、子どもの心身の状態が医学的観点からどのような状態かを的確に把握することが重要です。その際、学校医による助言や指導が必要です。とくに性虐待、妊娠、性感染症、性器周辺の外傷などが疑われる場合、医師の診察は不可欠です。学校にとって、学校医と学校歯科医は頼りになる専門家です。子どものよりよい成長を支援するために、医療と教育が果たす役割は甚大です。養護教諭は学校内で医学的・看護学的素養を兼ね備えた教育職員であり、学校と学校医・学校歯科医をつなぐ役割を果たすことが可能です。学校医・学校歯科医は校内組織の一端と考え、子どもを守り育てる観点から組織的に機能することが求められます。

○身体計測
発育不良、不潔な皮膚、不自然な傷・あざ　など

○耳鼻科健診（聴力検査）
外傷の放置、心因性難聴　など

○事後措置状況
精密検査を受けさせない、何度受診勧告をしても受診させない　など

○内科健診
不自然な傷・あざ、衣服を脱ぐことや診察を非常に怖がる、など

○眼科健診（視力検査）
外傷の放置、心因性視力低下、など

○歯科健診
ひどいう蝕、歯の萌出の遅れ、口腔内の外傷（歯の破折や粘膜の損傷など）の放置、口腔内の不衛生　など

健康診断における早期発見の視点

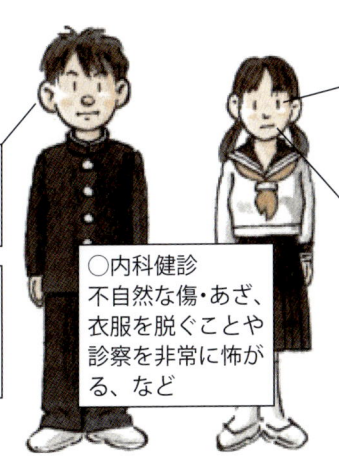

コラム　思いどおりに育つ？

　F子ちゃん親子の最初の印象は暗いものでした。お友達のにぎやかな動きとは対照的に、2人が並んで座っている空間はひっそりとしていました。お母さんは毎日オシャレにF子ちゃんの洋服を替えホームページに掲載して、子育てを楽しんでいるようでした。でもF子ちゃんはいつも緊張していました。それというのもお母さんは自分なりの基準で禁止やさしずすべきことをもっていたからです。

　「ダメでしょう」とか「○○しなさい」という言葉を座ったままで遠くから投げかけます。F子ちゃんは動きが止まります。他の子らは叱られずに自由に遊んで楽しんでいるのに、自分だけがダメといわれるとF子ちゃんは釘づけになり、自由に遊びまわる子らをうらやましそうに目で追っていました。

　3～4か月たったころから、自由な雰囲気に馴染んでみちがえるほどに活発になり、ほかの子らと動き回るようになりました。それにともなってお母さんの遠隔操作が利かなくなっていきました。

　そのころから「子どもはわたしの思うように育ってくれ、こんなに子育ては簡単なのねと思っていたのに、いまはわたしのいうことに全部反抗するんですよ。うちの子がこんなに利かない子とは思いませんでした。自信をなくしました」とお母さんの悩みがはじまりました。

　どんどんボーイッシュで活発、自由になるF子ちゃん。訴えるような目でしがみついてきていたF子ちゃんも、しっかり自分を主張するようになりました。それでもときどき、お母さんの方をみながら、下からうかがうような目つきをします。

　2歳過ぎに、ご主人の郷里に引っ越しました。2人の力関係は、母の力が強くなれば子が沈み、子が自由になれば母が沈むシーソーのようであったと思います。いまでも、あの下からうかがうような目と曖昧な笑みをした顔が目に浮かびます。

第VII章

子ども虐待の早期発見に役立つポイント

　医療機関では、来院から受付・待合室、診察室、受診、次回の予約、といった一連の流れのなかで、親と子それぞれの様子や、親子関係の様子をみることができます。受診の流れのなかには、小さな異変に気づくための情報となるポイントがたくさんあります。
　受付の事務担当者、看護師など、スタッフ間でポイントを確認しあい、目線をそろえることが重要です。
　また、足を運んでくれた親との間に信頼を築くことも、支援を行ううえでの医療機関の大切な役割です。

1 来院時の様子

　来院の様子で虐待を疑うときには、保護者の行動と対話に特徴がみられます。虐待が疑われる保護者の行動の特徴を、診療の流れに沿って表にまとめました（116頁参照）。

　来院時には、他の家族と異なる様子に気を配ることが基本です。「なぜ？」、「どうして？」、「いいのかしら？」と感じたことを放置しないことが大切であり、記録するなどの工夫が必要です。また来院の様子を知るためには、看護師や受付の事務員などスタッフ全体の"見る目"が必要であり、医師は気になったときにスタッフと情報を交換できるようにしておきます。

　もし虐待が疑われた場合は、診療所にとって最も身近な機関、たとえば保健センターなどとともに、市町村の窓口にも連絡します。虐待かどうかはっきりしないときは通告という形ではなく、まずはケースの相談という形式でも連絡ができます。医療関係者一人で、あるいは一機関で抱え込まないことを基本にします。

　また、保護者との対話に困難を感じることがあります。子どもの話をしていても、なかなか保護者に診断や治療への同意が得られないときです。

　さらに子どもに発達障害がある例なども、保護者が類似した特性を有していることがあります。特徴を知って対話をしないと、正しく子どものことを伝えられず、ひいては適切な養育がなされず、虐待につながっていく恐れもあります。このような保護者の特徴を表（116頁）にあげますが、この特徴があるからといって保護者に問題があると断言することはできません。各家庭のさまざまな状況を推測して説明する必要があります。

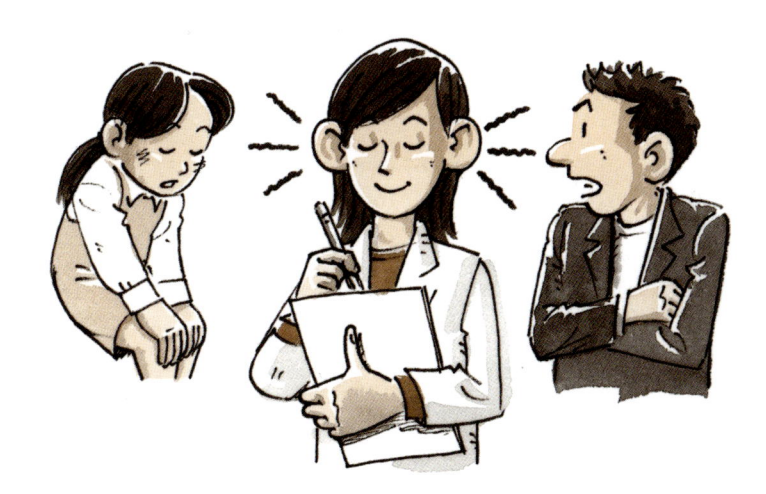

VII 子ども虐待の早期発見に役立つポイント

表　虐待の観点から注意を要する保護者の行動の特徴

場面	着眼点	特徴の例
予約	電話の応対	定められた時間外に予約の電話をしてきたり、診療を求めたりする 予約をとる際に、子どもの病状よりも自分の都合を優先したがる こちらから連絡をするがいつもつながらない、留守番電話にメッセージを残すが連絡がこない
来院		親が先に一人で入ってくる 「早くしろ」などと子どもを怒鳴りつけている 子どもに季節にそぐわない服装をさせている
受付	手続き時の様子	母子手帳、乳幼児医療費の受給者証などを持参しない 母子手帳にほとんど記載がない、健診や予防接種を受けていない 母子手帳をみると、早期からう蝕が多い 母子手帳をなくしたという。実際に真新しい母子手帳を示すが、そこには記憶をもとに再記入されていない 緊急時の連絡先を知らせたがらない、連絡先が携帯電話である 子どもをしっかりと抱きしめて他の人にみられないようにしたり、待合室の隅で人目を避けるようにしたりしている
問診	既往歴の説明のしかた	発達の里程標（始語の時期など）をまったく憶えていない 既往疾患を憶えていない 以前のことをたずねると言葉を濁したり、質問を極端に嫌がったりする 家族のなかで既往歴の把握が異なり意見が一致しない 事故、ケガが多い
	現在症の説明	発症や受傷状況をきちんと説明できない、説明が変化する 保護者の間で説明が食い違う 受診までの時間経過が長い 家庭内での看護がほとんどなされていない 近医を受診せずに他地域から受診している これまでにかかった医療機関の悪口をいう 子どもの病状を把握できていない ふだんの子どもの様子を説明できない 不必要な治療を要求する　　診断名や予後の説明に耳を貸さない 治療や入院の必要性を理解しない 1回の治療で完結できる治療法を望み、再診を嫌がる
診察	診察室での様子	診察室に子どもと一緒に入ってこない 診察中に子どもを抱こうとしない、膝の上にのせてはいるが、できるだけ手を触れないようにしている 子どもを荷物のように手荒に扱う 首が据わっていない子どもの首を支えずにダランとしたままにしている 子どもと目を合わせて話しかけたり、笑いかけたり、抱きしめたりしないで、子どもを機械的にあやしている あいまいで些細な訴えで、くり返し外来を受診する 子どもが泣いていてもどうしたらいいかわからず戸惑う 子どもを憎らしそうな目つきでみる 子どもを可愛くない、嫌いだ、と医師の前でいう、叩く 育児・医療に関して偏った考えに固執している 診察中で携帯電話が鳴ると、その電話にでて話しはじめてしまう。その後、電源を切らずにいるため、またかかってくる
診察後	待合室、会計、薬局など	子どもが勝手に遊びはじめても関心を示さない 子どもが騒ぐと平気で怒鳴りつける、叩く 再受診などの説明を確認しない 家庭で看護する際の説明を聞かない 使用する薬剤の説明などを聞きたがらない 診療への不満をぶつける 薬などを必要以上に欲しがる 支払いをせずに帰る

坂井聖二研修資料をもとに一部改変

表　発達障害の認知特性をもとに理解し得る保護者の行動の特徴

時点	行動の特徴	考えられることと必要な対応
予約	来院しないため、確認すると、予約した日時を忘れている	忘れっぽい可能性を考え、予約日時を書いたカードを渡す。予約カードを診察券に貼りつけてみる
予約	予約した時間を過ぎて来院するが、弁解もなく平気な顔をしている、いつも遅れてくる	家庭生活における時間に対する観念を推測することができる。子どもの時間の使い方を確認する
診察	時間に対して厳格さを求め、予約した時間が少しでも過ぎると不満を述べる	時間に対するこだわりがあると考え、他のこだわりがあるか確認する
診察	「……はどうですか?」など、開かれた質問には適切に答えられない。	具体的な例、選択肢を提示して質問する
診察	質問に対する聞き返しが多い	注意力の問題、聞こえの問題がある可能性を考え、ゆっくり話す
診察	簡潔に、起承転結を持って説明することができない。いったん話がそれると元に戻らない	言葉の理解の問題、話のなかから要点を抽出することが苦手である可能性を考え、話の糸口(5W1H)を提示して項目ごとに尋ねる
診察	話のなかに独特のいい回し、語句がある	言葉にこだわりがある可能性、誤解している可能性を考え、どのような意味合いで使用しているか確認する
診察	たとえ話が通じない	「たとえば……」、「……のような」といった表現を用いない
診察	診察中、熱心にメモをとる、医師との会話を録音する	話のなかから要点を抽出することが苦手である可能性が高い。メモ・録音をするだけで内容を理解していないこと、自身が実施するべきことを実施していないことが多い。診察終了時に話の内容を確認するだけでなく、次回の診察時には前回の内容の確認をする
診察	「どうして○○と診断できるのか?」と批判的で診断に納得しない	保護者自身のこれまでの経験に基づく自己評価の低さが関わっている可能性がある
診察	発達について「90パーセンタイル以下というなら、ウチの子と同じ子が10パーセントもいるのだから、異常ではないだろう」などと検査結果に納得しない	言葉にこだわりがある可能性、誤解している可能性を考える 検査の意味を再度説明する
治療・対応方法の説明	提案した家庭での対応に同意するが、実際には実施しないか、長続きしない	集中力の短さ、保護者自身のこれまでの経験に基づく自己評価の低さが関わっている可能性がある
治療・対応方法の説明	あれこれと助言や指導を取り入れようとするが、どれもうまくいかずに落ち込んでしまう	保護者自身が子どもとして経験したことのないことは、親として実施することが難しい
治療・対応方法の説明	思い込みが強く、マニュアルどおりに子育てを実施しようとする。新しい助言などは入らない	融通の利かない接し方が、虐待や不適切な接し方につながる可能性がある。手段が目的になっている可能性がある
治療・対応方法の説明	マニュアルやガイドラインなどを持参して、記載どおりの治療や手順を求める	具体的な指標をもとに治療目標を提示してみる
診察後の行動	次回の予約をとらずに帰ってしまう	忘れっぽい可能性を考え、予約日時を書いたカードを渡す。予約カードを診察券に貼りつけてみる
診察後の行動	紹介先の病院や相談機関に行く手順を理解できず、すべて「やってもらえる」と思って待っている	保護者がどのように行動するべきか、口頭で説明するだけでなく、簡潔な記載で手順を記載した紙を渡す

林(2009)をもとに再構成(秋山千枝子ら編著『スクールカウンセリングマニュアル』)

2 受付・待合室での様子

　診療所の玄関に保護者だけ入ってくると「あら？　子どもは？」とまず思います。後から入ってきた子どもが未就学であれば、「まだ、道路を一人で歩かせない方がいいかも」、「外では子どもを一人にしない方がいいですよ」と、こちらの心配を伝えます。

　子どもが近づいてきても、子どもの顔をみようともせずに受付を続ける保護者に不安を感じます。そんな子どもは不安になって保護者にまとわりついたりしますが、すぐにあきらめて待合室のおもちゃで遊びはじめると、この子どもは保護者の態度に慣れているのかしら、と想像してしまいます。遊びはじめた子どもは、珍しいおもちゃをみて「ママ、みて！」と指差しをしたり、声をだしたりしますが、それに反応せずに黙って本に目を落としている保護者に、子どもを無視しているのかしら、と疑ってしまいます。子どもに積極的に関わらない静かな保護者には、「お子さんがママに相手してほしいんですって」など積極的な言葉かけをします。

　一方、「早くしろ！」と怒鳴りながら入ってきたり、子どもが待合室の物を落としたことに腹をたて怒鳴って叩くなど他の保護者もヒヤヒヤしているときには、「ママ、もう少し優しく話してあげて。みなさんがびっくりしていますよ」などの言葉かけも必要になります。

　また子どもが激しく泣いているのに、あやそうともしない保護者には、「泣いているけど、どうしたの？」と声をかけます。部屋の隅に隠れるように座り、子どもがみえないようにしている保護者には、「お子さんは大丈夫？」と子どもの様子を確認します。

　保護者の子育てが適切でないと、結果として子どもの不利益になる場合があります。たとえば保護者に障害があるときには、必要な判断が十分に行えないことがあります。子どもが病気にかかっても、医療を受けさせるという判断ができない場合などです。保護者の問診表へ

の記入の仕方（文字の拙劣さ、漢字の誤り、文章の不適切さなど）、問診時の「……はどうですか？」といった、開かれた質問に対する回答の様子に注意します。

　受付では、月初めの保険証提示に腹を立て「いつも来ているのに！」と文句をいうため、スタッフから「申し訳ございませんが、決まりですので」などの説明を必要とする保護者がいたり、また乳幼児医療費助成のための医療証などをなかなか持参しない保護者もいます。子どもに関係することに無関心、ひいては子どもに無関心なのでは、と疑うきっかけになります。

　乳幼児医療費助成など各種助成が利用できるのに手続きを行っていない場合は、保険制度に入っていないなどの場合もあるため、手続きしにくい事情に留意しながら手続きの方法を説明します。家庭の事情によっては、すみやかに相談機関を紹介します。その後、手続きが終了したか確認をします。

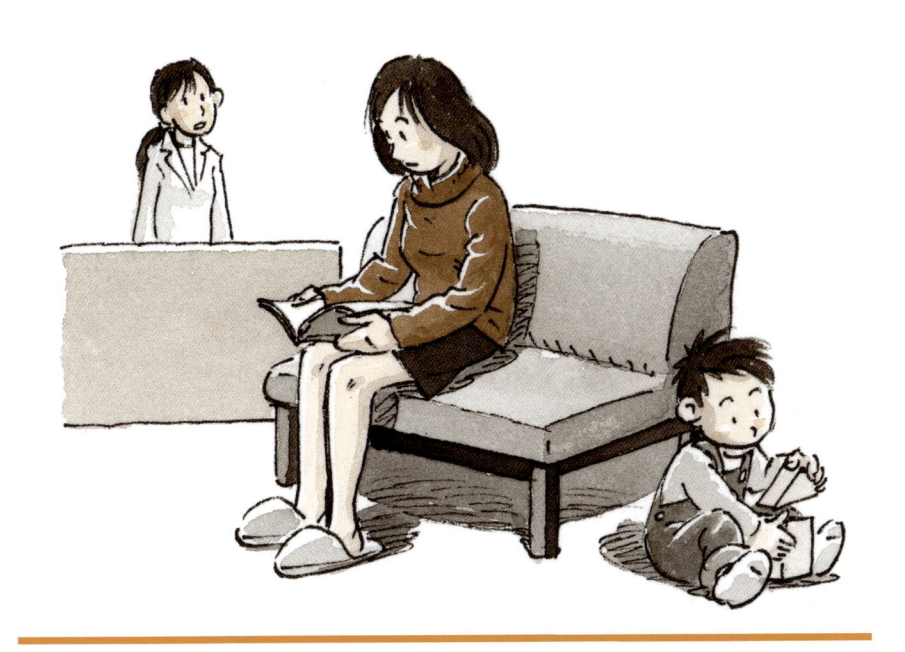

3 診察室での親子関係の様子

初診時の様子

　診察室に入ってくるときに、保護者が一人で入ってきたり、子どもだけが入ってきたのであれば、親子関係に注意を払います。

　問診で、子どもにいつから症状があるか説明が曖昧なときは、保護者が子どもをきちんとみていなかったのでは、と疑問を持ちます。その際に、症状がでて適切な時期に受診しているかどうか、放置していなかったかどうかを確認します。かかりつけ医の有無を尋ね、とくに市外から初めて受診したような場合は、「今日は○○先生、お休みだったの？」と、かかりつけ医を受診しなかった理由もさりげなく確認します。

　また、保護者が子どもにむかって「自分でいいなさい！」といったり、「どうだったっけ？」といったときに子どもが困った顔になると、子どもに任せている様子が気になります。また、小学校高学年の子どもが毎回一人で受診をし、検査や治療で保護者の承諾を必要とする場合に来院を勧めてもなかなか来てくれないこともあります。

　「お前のせいで仕事に行けなくなった」という保護者や、じっとしていない子どもを叩く保護者には、「大変なのはわかるけれど、子どもはいま病気でつらいからね」、「叩かないでね」とその場で声をかけます。

子どもにケガがあるとき

　診察の際に、ケガや傷があれば必ず原因を聞きます。保護者からは「転んで机の角にぶつけた」、「階段から落ちた」、「兄弟とけんかした」などの答えがありますが、「どうしてその状況になったのか」ということまで踏み込んで聞いておく必要があり、今後そのような状況にならないように一緒に考えておきます。くり返しケガをしている場合に

は、仕方がないのではなく、「ケガをさせてはいけない」としっかりと注意をします。

治療の説明時

　治療の説明を「知っています」と聞こうとしない、「その日は来られません」と治療を継続しようとしない、「その薬は飲ませたくありません」、「前回はこの薬で治りました」と自分の考えを主張する、などの治療方法に必要以上に抵抗する保護者には「なぜ、そうしたいのか」と問い、その答えに不自然さを感じることがあるかを判断します。後日、「薬を飲ませなかった」、「途中でやめた」と自己判断してしまっている場合、また、必要以上に薬を欲しがるときも同様です。

　いずれの場合でも、診察室の様子から適切でない養育が強く疑われた場合、保護者に地域の保健センターへの相談を勧めたり、あるいは、保健センターや市町村の子ども窓口に虐待の様子はないかどうかの情報収集を依頼します。

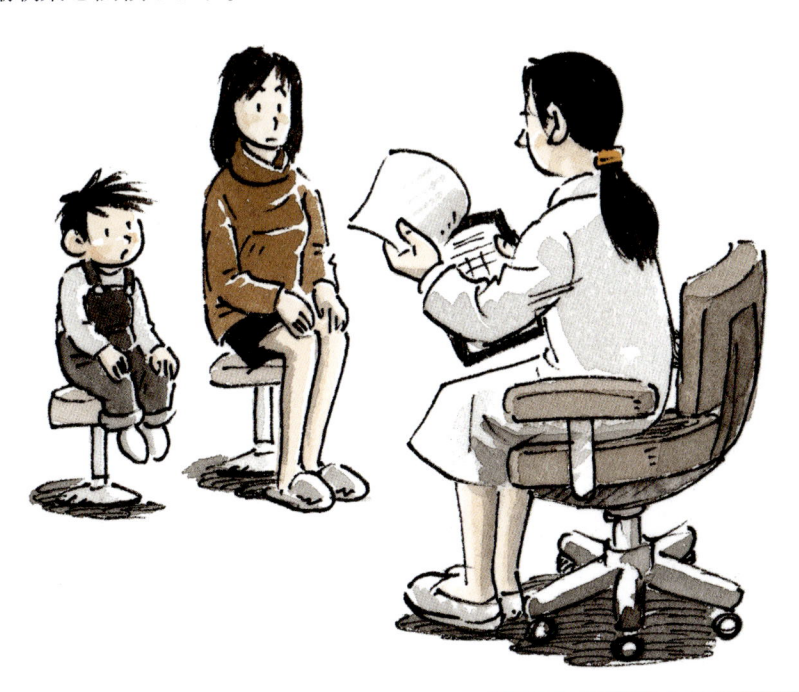

4 乳幼児健診や予防接種の様子

母子手帳への記載状況

　乳幼児健診や予防接種は病気の治療と異なり、母子手帳をみることで日頃の関わり方がわかります。母子手帳には子どもの成長発達を記載するようになっています。とくに少子化社会の現在、保護者は子どもの発達の様子や病気の罹患などを母子手帳の余白部分に細かく記載することが多いものです。しかし、まったく記載がない場合や、母子手帳で健診歴や予防接種歴がない場合があります。「なぜか」と尋ねると、「忙しかったから」、「転居したから」、「そのとき病気をしていたから」、「何番目の子どもだからいいかげんになってしまう」などという答えが多く、子どもに関心がないかどうかを見逃さないようにします。なかには「予防接種は副作用があるので」という答えもあります。その理由に得心がいかなければ、「そのことについてお父さんはなんといわれていますか？」と保護者同士で子育てが十分話されているのかどうか、その親だけの考えであるのかどうか確認することも大切です。

健診時の親子の様子

　実際の健診の場では、親子関係がみてとれます。子どもの遊びや動きにまったく関心を示さず、また、健診の様子もみようとしない場合には、注意を要します。そんなときは「お子さんのここはどうですか」などと尋ねることで、子どものことをどのくらい把握しているかどうかを確認します。健診の場は一般診療よりも時間をとれるため、できるだけ育児の質問に答えていきますが、その質問が「6か月なのに一人遊びができないのですが」などの的外れなときには、子育てが孤立していないかどうか、周りに気軽に相談できる人がいるかどうかなども確認します。適切な養育ができないことも虐待につながるからです。

健診を受けていない家庭では、虐待の行われている例が少なくないことが知られています。保護者が健診の場に来たということは、子どもの発達に少なからず関心があると考えられます。母親のしたことを頭ごなしに批判せず、「困ったことがあったら遠慮なく聞いてほしい」という接し方を心がけます。

　母親自身が落ち着きがない、集中力に乏しいといった例では、子どもの落ち着かない状態に我慢できず、手がでてしまうことがあります。健診の予約を忘れてしまうこともあります。保護者の不安定な心の状態が、子どもの状態をさらに悪化させている例もあります。一般的な「叱るよりほめる」という姿勢で育児に関するアドバイスを具体的に提示しても長続きしないことも多いです。場合によっては、配偶者や祖父母、あるいは保護者と信頼関係のあるヘルパーなどを、保護者の同意を得て診察に同席してもらい、説明を一緒に聞いてもらうことも考えます。また、保護者の育児への相談や支援の窓口として、保健センターや市町村の子ども窓口を紹介しておきます。

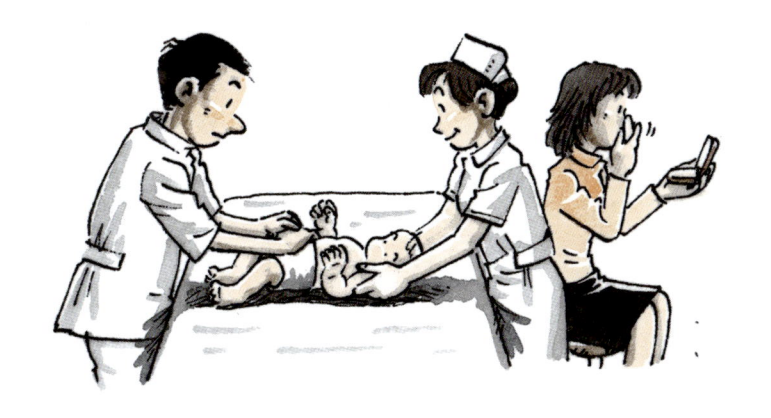

5 次回の来院につなげるポイント

　近年、さまざまな病気に関する専門的な情報がインターネットなどで容易に入手できるようになったことから、症状を次々と訴える保護者もいます。保護者の訴えのすべてを取り上げるのではなく、複数の訴え同士の間に矛盾がないか、訴えと所見に矛盾がないか確認します。訴えられた症状のうち、診察室で直接確認できなかったものについては、診療録にその旨記録しておき、次回の訴えの内容と照合します。

　また、前医の処置について批判を述べたり、逆に「前にかかった先生はすぐに薬をだしてくれたのに、どうして薬をくれないのですか」と訴える場合があります。他の医師や医療機関と比較をする保護者は、子どもの状態の改善ではなく保護者の満足が第一になっています。そのときは保護者の求めに応じたとしても、いずれは転医した保護者から批判される側になるでしょう。

　多くの例では母親のみが来院するため、両親の子育て観の違いは診察室ではわかりにくいものです。医師の説明を母親から伝え聞いて判断した父親が、母親と意見を異にすることは少なくありません。重要な話は両親揃って説明します。実際に話してみてこだわりの強い父親であることがわかった場合であっても、時間を割いてきてくれたことに対してねぎらい、指示を与えようとするのではなく最善の方法をともに考えたいという姿勢で接します。

　医療従事者は虐待を疑ったときに、親に言葉をかけていいのか躊躇しがちです。しかし、診療のなかで、親を責めるのでなく、ごくあたりまえに「ケガをさせてはいけません」、「そんなに怒鳴らなくても大丈夫」、「叩いたらいけません」、「子どもを一人にしないで」といえる患者関係を日頃から作っておくことが必要になります。あたりまえの言葉で子どもたちを守る医師やスタッフの姿勢は、決して嫌味や注意ではないと保護者に伝わるものです。次に出会ったときに「その後

は？」とさりげなく聞くことは、あなたのことを見守っているというメッセージにもなります。そして、「よくできましたね」、「うまくやれましたね」、「できるようになりますよ」などと親を褒め励ますことが保護者が次回も来院してくれるポイントだと忘れないようにしましょう。

　虐待を疑ったときは、その機関だけで抱えこまずに、複数の機関と積極的に連携を行います。表に、保育・教育機関からみた連携を段階（レベル）に分けて示しました（126頁参照）。あるレベルで適切な支援が行えないと考えたときには速やかにレベルを上げます。医療機関においても、他の機関に引き継いで終わりにするのではなく、医療機関としてできることを担って、常に虐待を疑った親子に寄り添っていくことが重要です。

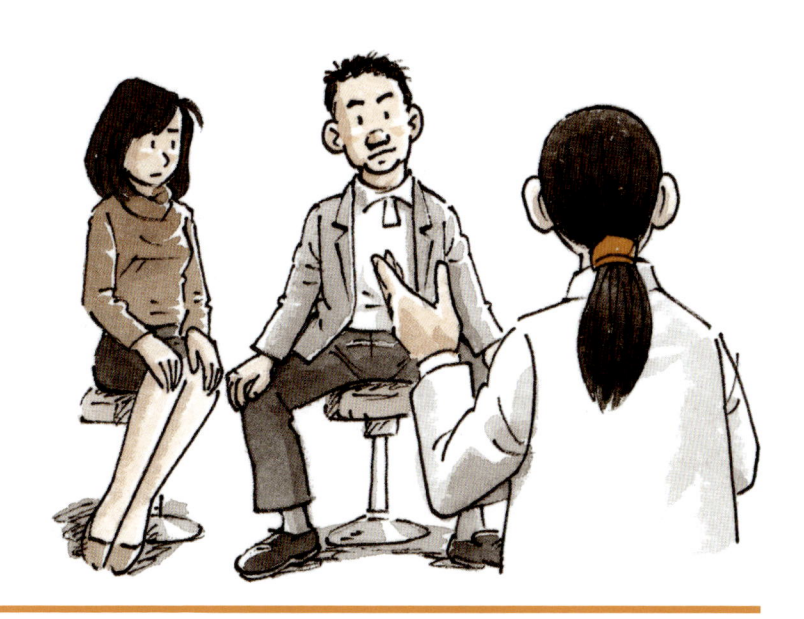

連携のレベル

レベル	メリット	デメリット
レベル1 保護者と職員（担任教員・保育士）の連携	・気軽に実施できる ・両者の信頼に基づくきめ細かな対応ができる ・学級の運営にすぐに反映させることができる	・ひとりでは判断しにくい ・誤解から両者の感情的なもつれが生じることがある ・一度に複数の子どもに対応することは難しい ・その場で対応して記録を残していない例が多い ・担任の交替時に情報の引き継ぎが十分に行われていないことがある
レベル2 職員間の連携	・子どもについて複数の職員による評価が得られる ・情報を共有し教員間で子どもへの対応を統一できる ・役割を分担して子どもの対応にバラエティを持たせることができる ・子どもの状態をよく知る教員が窓口となることで学校全体に関わる保護者の要望にも対応できる	・教員間では判断しにくいこともある ・誤解から両者の感情的なもつれが生じることがある ・担当者の異動時に情報の引き継ぎが十分に行われていないことがある ・支援の効果を客観的に評価しにくい
レベル3 園・学校内での連携（校内委員会としての支援）	・相談を専門とする職員の意見を得ることができる ・相談室など、学校内に身近な「相談の場」を提供できる	・レベル3以降の支援では、情報を集約する人を決めないと混乱が生じる ・校内委員会の意見として一貫性を持っているか確認が必要になる
レベル4 地域の医療機関との連携（専門家チームとの協働による支援）	・医療について専門的な見解を得られる ・園や学校以外の意見として、校内委員会の意見、保護者の意見と照合できる ・園・学校生活に直接関わらない保護者の要望や、保護者から園や学校に直接だしにくい要望を汲みとることができる	・医療者が用いた専門用語について（解説を行ったとしても）、関係者が独自の解釈をしていることが多い ・医療機関が関わることで、子どもが「医療が必要な状態」にあることを肯定したとする誤解を関係者間に生むことがある ・したがって、支援会議が、関係者から投薬の要望や使用量の変更を要望する場になることがある
レベル5 地域の他機関との連携	・さまざまな視点から意見が得られる ・学校以外の子どもの様子を知ることができる ・他機関との連携にもとづき、効果的な支援を実践できる	・全員の対応が揃うことは難しい ・お互いが「誰かが何とかしてくれるだろう」と考えて支援がなおざりになることがある

秋山千枝子ら編著『スクールカウンセリングマニュアル』(2009)より引用し一部改変

第VIII章

子どもの発達と虐待

　子どもは、月年齢に応じて、身体や運動能力、認知・適応能力、言語・社会能力が成長します。個々の子どもの成長の早さの違いはあっても、成長の過程は同様です。
　子ども虐待の早期発見において、子どもの発達過程を両面から把握する必要があります。
　虐待を受けた子どもの発達特性を知っておくことで、通常の子どもとの違いに早く気づくことができます。また、通常の子どもの発達を知っておくことで、受診時の親の話と受傷機序の矛盾に的確に気づくことができます。

1 虐待を受けた子どもの発達の特徴

　子どもは月年齢に応じた心身の発育・発達をします。虐待児にみられる特徴もあります。この双方を知ることで"気づき"が可能となります。虐待を受けた子どもは、母と子の間に芽生える信頼の絆（愛着関係）を築けず育ちます（反応性愛着障害）。虐待による愛着障害（130頁参照）は、対人的社会的能力の欠落の原因となるだけではなく、未発達な子どもの脳に器質的な発達障害をもたらし、心身のあらゆる面で特徴的な発達の障害を生じる原因となります。いくつかの発達の特徴を併せもつ子どもには、虐待を視野にいれて対応する必要があります。

身体発達の特徴

　虐待された子どもは、年齢相応な発達を示さず低身長・低体重を呈する傾向を認めます。栄養不足というだけでなく、親からの愛情不足から成長ホルモンが抑制されて愛情遮断性小人症と呼ばれた状態になることがあります。こうした子どもは安心できる環境のもとで、十分に愛情を受け世話をされることで、短時間で身長や体重が急激な伸びを示すことがあります。

　暴行や強いストレスによる脳の障害があったり自由に遊ぶ体験が乏しいために、運動機能や言語・知的面で発達が遅れる場合もあります。「心地よい」体験が少ないため身なりが不潔であったり、痛みに鈍感でケガが絶えない傾向があります。親からのスキンシップに不慣れなため、体を触られるのを嫌います。

知的認知面・思考面の発達の特徴

　愛着関係のなかで育つ子どもは、周囲のあらゆる物や現象に関心を持ち、自分で確かめようと積極的に質問し学びますが、虐待された子どもは常に否定的に育てられるので、認知の発達に必要な好奇心や自

発性が発達しません。衝動を抑える方法を獲得していないうえ、大脳の働きである忍耐力や集中力が未発達で「考える」ことが苦手です。このため大脳の発達が活発になる学童期には、思考面の障害が著明になります。「考えず」に行動することをくり返すため、物事の因果関係を学べず非常識な子どもや幼稚な子どもという印象を与えます。

情緒・行動面の発達の特徴

　虐待を受けた子どもは、自分の感情を調整する能力が未発達です。調節できない欲求は不安を駆り立て、極度のうつ状態か過度の興奮状態（パニック）となり感情にムラが生じます。孤独感・不安感・怒りで脳内がイライラすると、過度な刺激を求めたり破壊的な行動をとりますが、歯止めが効かないのが特徴です。怒りを社会や自分に向けて、反社会行動や自傷行為を行いますが、人にも自分にも残酷で良心の呵責を感じないこともあります。

対人関係の発達の特徴（無差別愛着障害）

　虐待を受けて育つ子どもは、人間関係の基礎となる親との絆を築けず人を信頼できません。大脳の前頭葉にある「他人の気持ちを汲む」部分も年齢相当に発達していないため、人間関係を構築するのが苦手です。「自分を自分で守る」との意識から、自分で環境を支配しようとします。自分を愛そう（支配しよう）とする親や先生には、拒絶反応や攻撃性をみせる反面、自分に直接関係のない人には、やたらに愛着を振りまくのが特徴です（無差別愛着障害）。

自己概念の障害

　常に低い評価を受けて育つため、「虐待原因が自分にあり、愛される価値がない」と考え自尊心が育ちません。愛情を示されても相手の喜びを自分の喜びと感ずることが難しいため、良心を育て倫理観や道徳心に発展させることが困難です。

愛着障害の症状（虐待された子どもが示す症状）

感情面
① 孤独感・疎外感を持っている
② 癇癪を起こしやすい
③ 脳内の緊張が高く常にイライラしていて抑制がきかない
④ 一度泣きだしたら、なかなか自分からは泣きやむことができない
⑤ 生活のパターンの変化に適応できず、パニックを起こしやすい
⑥ 人からむら気があるとか、怒りっぽいとみられる
⑦ 心から楽しんだり喜んだりできない
⑧ 未来に絶望を感じている

思考面
① 自分に自信がない
② 自分自身、人間関係、人生に否定的な考えを持つ
③ 新しいことやリスクが多いことには挑戦できない
④ 忍耐力や集中力が低く、学習障害になることもある
⑤ 年齢相応な考え方ができない
⑥ 因果関係がわからないため常識が通じない
⑦ パターンに固執し、柔軟な考え方ができない

道徳面・倫理面
① 愛することができないと思っている
② 自分を悪い子だと思っている
③ 自画像を描かせると悪魔の図を描く
④ 有名な悪人や犯罪者に憧れる
⑤ 後悔や自責の念がなく、自分を社会の規範の外にいる存在だと思っている

行動面
① 衝動や欲求不満に自制がきかない
② 反社会的行動が目立つ
③ 過度の刺激を求める
④ 破壊的行動をよくする
⑤ 愛そうとする親や権威のある人に攻撃的・挑戦的である
⑥ 自分のしたことに責任を持たず、他人に責任を転嫁する
⑦ 自虐的で自傷行為をする
⑧ 他虐的で、動物や自分より弱いものに残酷である
⑨ 多動である
⑩ 食物を隠してためる。暴食、過度の偏食、じっと座って食べられない

人間関係
① 人を信頼しない
② 人から情愛や愛情を受け入れず、自分も与えない
③ 見ず知らずの人に愛嬌をふりまき、まとわりつく
④ 平気で他虐的行為を行う
⑤ 倫理観の欠如から良心が育っていない
⑥ 人の目を見ない、見られるのを嫌がる
⑦ 他人の感情を把握できず、共感や同情ができない
⑧ 不適当な感情反応を引き起こすので、同年配の友達ができない
⑨ 自分の間違いや問題を人のせいにして責める

身体面
① 年齢相応な身体の発達未熟で小柄な子が多い
② 痛みに対して忍耐強い
③ 触られるのを激しく嫌がる
④ 非衛生的になりがちである
⑤ 自分に不注意で自傷的なので、ケガをしやすい

ヘネシー・澄子著『子を愛せない母　母を拒否する子』学習研究社．2004年より作成

2　身体虐待と不慮の事故による外傷

　医療機関より報告される子ども虐待は、身体的虐待が多く、また年齢も低年齢で0～3歳児が多いものです。

虐待による身体的な外傷の種類とその特徴

　小児の外傷の診察では不慮の事故との鑑別が重要ですが、常に虐待を念頭におかなければ見過ごされやすいものです。

　子どもの特徴として、前の方に動くことは得意ですが、後ろに動くことは得意でないため、子どもが事故に遭ってケガをする場所は、ほとんどが体の前の方です。また一般の事故による傷は、体の遠位部に多いのに対し、虐待の傷は中心部に多く、柔らかい部位の傷が多いのも特徴的です。頭の側面、四肢の内側面、お腹、性器やその周囲などのケガは、虐待である可能性が極めて高いものです。事故によるケガをしやすい場所のイメージを持っておくとよいでしょう。

　また叩くのに用いた器物が特定できるようなはっきりした跡（ハンガーやロープなど）、特徴的な火傷（タバコ跡、靴下状など）、といった虐待に特徴的な外傷について把握しておくことが重要です。

打撲・あざ
・多数できていることが多い
・新旧の創傷が混在している
・通常では考えられない部位の創傷：露出部以外の外見上、目につきにくい部位の傷（臀部や大腿部）
・棒などで打たれた直線的な傷跡
・ベルトやひもで強く締めた傷跡

頭部外傷
・頭髪でわかりにくいものや表面に傷のないものも少なくない
・打撲創がなくとも頭部外傷は否定できない（揺さぶりなど）。

骨折
- 新旧混在する複数回骨折
- 2歳未満の乳幼児の骨折

熱傷・火傷
- 外見上、目につきにくい部位
- 特徴的な火傷（タバコ跡、靴下状など）

性器外傷
- 肛門や性器およびその周囲の外傷（裂傷、瘢痕、びらん）

頭部に傷のない急性硬膜下血腫の虐待と事故との鑑別

　虐待による死亡原因でもっとも多いのは頭部外傷ですが、とくに乳幼児では急性硬膜下血腫が致命的な外傷となります。一般的に乳幼児では、急性硬膜下血腫と眼底出血の合併は虐待と判断され、その多くは乳幼児揺さぶられ症候群（Shaken Baby Syndrome：SBS）とされています。この場合は、頭部には打撲などの外表面の創傷がみられません。

症例　　8か月・男児

　親の話では「泣きやまないので父親が子どもをいつものようにあやしていました。まもなく子どもの顔面が蒼白となり全身けいれんを生じて、救急来院しました」とのことでした。
　CTおよび眼底出血の所見からSBSがもっとも疑われると考え、通告となりました。
　なお、ごく稀に乳幼児の場合、立った位置から激しく後方に倒れた場合など、家庭内の軽微な頭部打撲で急性硬膜下血腫の発生することが報告されています。しかしその場合に眼底出血はあっても5個未満の点状出血ですし、それで虐待が否定されたわけではありません。
　虐待による頭部外傷を疑った場合、CTなどによる精査が必要であり、脳神経科のある病院への転院が必要です。乳幼児では外表の傷跡のない急性硬膜下血腫の原因として、「虐待」と「軽微な頭部打撲」との鑑別は専門的診察や検査を必要とすることから、子どもの全身の状況

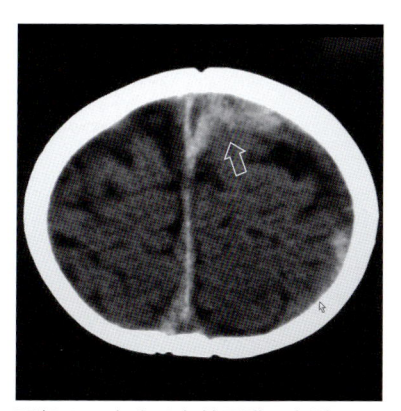

頭部CT：矢印は急性硬膜下血腫　　眼底写真：☆印は眼底出血

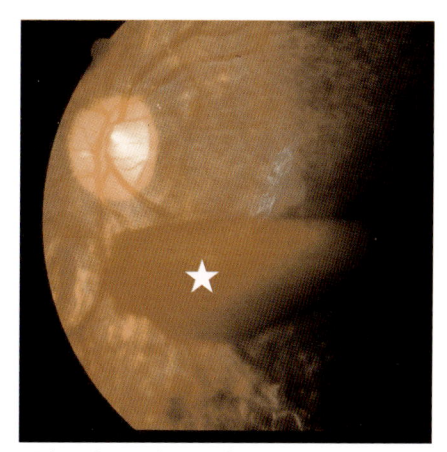

を総合的に観察し、親の説明を注意深く聞きとることが重要です。さらに、院内での虐待対応組織などにより総合的に複数の視点で判断したり、あるいは虐待対応経験の豊富な専門家に相談するのが適切でしょう。

親の話に疑問を感じるときは虐待を考慮する

　親の説明内容と実際の創傷が一致しない場合や、説明内容がころころと変わる場合も、虐待の可能性を示唆します。とくに、子どもの年齢と受傷機転の乖離に注目することが大切なポイントでしょう。

　例：生後2か月の子どもがベッドから転落して頭部を打撲した。

　このような場面では、親の言葉をそのまま記載しておくとよいでしょう。

資料

子どもの発達のチェックポイント

月齢	身体	運動
0か月	生後数日間に体重が出生時から5～7％程度減少し、生後2週間以内に出生体重に戻る。よく眠るが、1回の睡眠は1～2時間程度で昼夜の別がない	顔の向きを自分で変えることができる、足を突っ張ることができる
1～2か月	体重は1日約30gずつ増加、体重増加量1日15g以下の場合は体重増加不良、4時間起きて4時間眠る	手を眼や口までもっていく、うつ伏せにすると頭を左右に動かす、ガラガラを両手に持つ、積木を片手に3秒程度持てる
3～4か月	夜に眠れるようになる	首がすわる、うつ伏せにすると頭を持ち上げる、手を開いたり閉じたりする、足で蹴る、目の前のものに手を伸ばす、両手を合わせて遊ぶ
5～6か月	出生時の体重の倍、身長は出生時の約30％伸びる、下の前歯が生えはじめる	だっこすると足をバタバタ動かす、一方向へ寝返りをうつ、手で顔の布をとる、両手を近寄せる、物に手を伸ばして何でも口に持っていく、玩具を片手ずつもちかえる、ハイハイをはじめる
7～8か月	上の前歯が生えはじめる	支えなしに座る、真っすぐに支えてもらうと両足に少し体重がかけられる、落としたものを探す、積木をたたく、鐘を振り鳴らす、腹ばい前進

認知・適応	言語・社会
音の発生場所を認識する、視線上で注視、追視する	
表情の変化あり、ひとりで微笑、人を追視、凝視する、声の方を向く	空腹時におしゃぶり
人の声に振り向く、顔の上で動くものを端から端まで眼で追う、周囲をキョロキョロみる、あやすと声をだして笑う	喃語（乳児の意味のない声）、話しかけると喜ぶ、親と他人の顔を区別する、気に入らないことに対してそっくり返る
	喜んで甲高い声をだす、知らない人に怪訝な顔をする。
自分の名前に反応する、「だめ」といわれると反応する、遊べるのを期待して、興奮してからだを揺らす	喃語をいう、母音と子音を組み合わせて片言をしゃべる、人見知りする

月齢	身体	運動
9～10か月	運動が活発になるため、体重増加が減る	お尻をあげてハイハイできる、手の届かないところにある玩具をとろうとする、小さなものをつまむ、人やものにつかまって立つ、手押し車を押すことができる、ビンのふたを開ける
1歳	身長は50％以上伸びる、夜に8～9時間続けて眠るようになる	うつ伏せから座った姿勢になれる、家具につかまって歩く、支えなしに1～2歩歩く、短時間立っていられる、コップから飲める、手をたたく
1歳6か月	出生体重の3倍になる	階段を這って登る、親指と人差し指で物をつまめる、なぐり書き、積木を3つ以上重ねることができる、手すりで階段を上り下りできる、両足でその場でジャンプできる
2歳		階段1段上からジャンプできる、片手を支えられて階段を上る、積木を2-3個重ねる、靴を脱ぐ
3歳	昼間のおむつがとれるようになる	交互に足をだして階段を登れる、パジャマを着てボタンをかけられる

認知・適応	言語・社会
指さしに反応する	「マンマ」をいう、人のものまねをする、大人の簡単な言葉が理解できる、要求が通らないと泣きわめく、探究行動が活発になる、バイバイする
ちょうだいというと渡してくれる、鏡をみて遊ぶ	「ママ」と「パパ」を正しい相手にいう、指さし行動をする
子どものなかに混じって一人で機嫌よく遊ぶ、自分でさじを持ちすくって食べようとする、怒ると物を投げることがある、丸・三角・四角がわかる	語彙3語、大人の簡単な行動をまねる、簡単ないいつけを理解してする、他の子どもに興味を示す
音楽に合わせて全身を動かす、おしっこをした後に知らせる	2語文、2数の復唱、表情の理解、イヤイヤする、簡単な質問に言葉で答える
大小の比較、積木で模倣ができる	ごっこ遊びができる、なに・どこ・だれを使った質問を盛んにする、年齢名前がいえる、色の名称がいえる、友だちと喧嘩をするといいつけにくる、他の子を遊びに誘う

Ⅷ 子どもの発達と虐待

第IX章

子ども虐待の医学的な特徴

　眼底出血や多数のう蝕など、各診療科でみられる子ども虐待に特徴的な所見があります。各科において、これらの所見を見逃すことがあってはなりません。
　一方、子ども虐待は、すべての診療科において遭遇する可能性があります。自分の診療科だけでは判断がつきにくい場合でも、子ども虐待の医学的特徴全般を念頭におくことで、円滑に他科との連携が可能となるため、複合的な情報から的確な判断を行うことが可能となります。

1 すべての診療科が心がけたい姿勢

　虐待の早期発見に関しては、何か専門的な知識がないと発見できないとか、専門的な判断が求められるというものではありません。また子どもを診る小児科だけが発見するというものではありません。むしろ普通の生活感覚を大切にして、常識的なスタンスで親子に接し、その過程で何か不自然なものを感じたならば、些細なことだからと流してしまうのではなく、虐待の可能性を鑑別しながら細やかに判断する姿勢が求められるのです。診察場面以外での親子のやりとりを観察することで、虐待の早期発見が可能となることもあります。

　病気に関していえば、予防に勝る治療はありません。

　虐待という現象も、虐待をしてしまう親の意識の問題だけでなく、心理的、身体的、経済的な要因が複雑に絡み合って生じてしまうと考えられます。虐待の場合も病気と同様に、早期発見は子どもを死に至らせないためにも重要です。

虐待を常に鑑別診断に入れておく

　診断は、病気の症状によって下されます。症状とは、通常は健康な身体には生じない異常で不自然な現象をいいます。子どもを診察した結果、身体医学的に説明のつかない所見が発見された場合は、精神的要因がその背景に絡んでいるのか、虐待の結果かのいずれかと考えます。常に虐待を意識して鑑別し、「経過をみましょう」という形で診断を流さないことが、早期発見へとつながります。

子育て家庭との接点を糸口にする

　虐待という現象は、基本的には家という密室の家族関係のなかで起こることが多く、外からはなかなか発見されにくい傾向があります。密室の行為としての虐待が、何らかの事情で密室性が失われたとき、

社会的に虐待が発覚し、早期発見、介入への糸口となります。受診時の医療機関との接点は、重要な糸口と捉えることが必要です。

健康に生きる権利とは

　人間には健康に生きる権利があります。健康的に生きるとは、生活が安定・充足し、生命が脅かされない生命の繁栄をいいます。これを幸福といい換えることもできます。幸福を追求し実現するのが福祉です。福祉が充実することは、生命の危機に脅かされずにすむということですから、病気の予防につながります。

　虐待とは、このような福祉とは真逆にあるものです。人間はなぜ生きているのか、何のために生きているのかといったことを、少しずつでも一人ひとりが考えてみることが虐待の予防につながります。

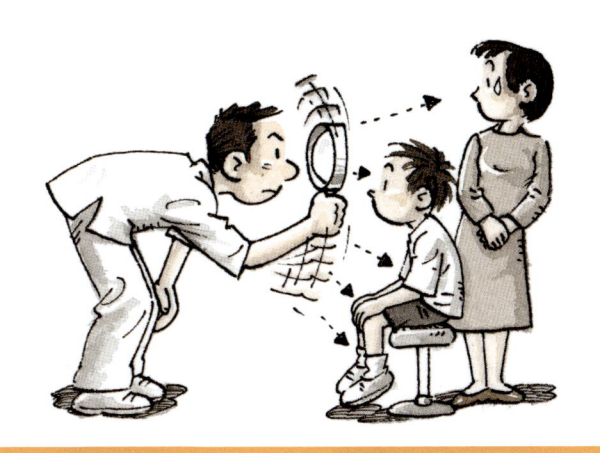

2 小児科領域の特徴

　小児医学的な特徴には次のことがあげられます。
① 　身体にも、心にも影響がでます。
② 　その影響は、のちの心身の発達にも大きな影響を与えます。
③ 　子どもの示す症状は軽微なものから死に至る重度のものまで、しかも多彩です。

　子どもの示す症状の特徴を5つにまとめます。

発育障害

　低身長・低体重・低栄養状態・脱水症がみられます。発達早期のこういったダメージは、脳障害も起こしその後の発育・発達にも影響を与えます。また逆に、食事の世話をせず放置した結果、買い食いや管理されていない不規則な食事や不適切な食事内容が肥満として現れることもあります。

発達の遅れ

　応答的な言葉がけ・遊びの欠如など子どもの発達を促す適切な刺激が不足するために、精神運動発達に遅れがでます。具体的には、笑わない、表情が乏しい、言葉が遅い、運動発達が遅れている、不器用などがあげられるでしょう。
　また凍てついた瞳(Frozen Eye)は、無表情・無感動で凍りついているかのような眼差で被虐待児に特徴的です。

情緒障害・行動の異常

　愛着障害としての症状(130頁参照)が現れます。行動では、反抗的、挑戦的、攻撃的、多動。情緒では、泣かない、抑うつ的、不機嫌、

いらだちなどがあげられます。信頼感の欠如があり、支配的、操作的で不自然な人間関係を結びます。物事の考え方も否定的で自己肯定感も低く、自信がなくおどおどしています。くり返す異常な食行動（むさぼり食い、過食、拒食）が起こる場合もあります。性虐待を受けている子どもは、年齢にふさわしくない性に関する言葉を使ったり行動をとります。

くり返す外傷

同じ子どもが何度も火傷や頭部打撲、転倒、歯を折る、骨折、誤飲などをくり返します。

死亡

身体的に明らかに虐待がうかがわれるものから、原因がまったくわからないものまで含め、家庭での突然死として運ばれてきます。

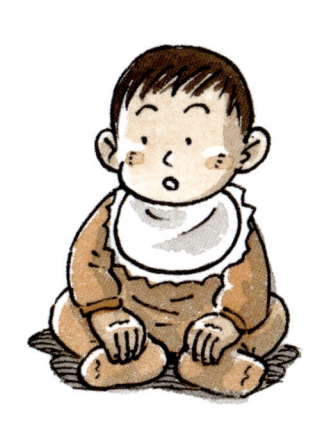

3 皮膚科領域の特徴

　皮膚科は多くの場合、患児を全身裸にして診る機会が多く、虐待を発見しやすい科です。虐待の皮膚所見としては、噛み傷や軟らかい組織の内出血、皮下出血を伴った抜毛、耳・こめかみ、眼周囲の内出血、唇のまわりの傷があげられます。とくに頸部の内出血は、何らかの外力がその部分に強くかかったことを示します。その子の年齢でどのような動きができるかを知っておくことが必要です。

びらん（皮膚の表面がむけている状態）からの発見

　体幹、顔にびらんや赤いところがみられます。水疱やびらんは、子どもでは伝染性膿痂疹が多いのですが、皮疹の境界が明らか過ぎることや打撲傷を疑わす皮下出血が混在したために、皮膚科医が疑問を持ち他の科と連絡をとり虐待と判明した例もありました。皮疹の経過と母親の述べる経過が違いすぎたことが疑問の契機となりました。

紫斑（皮膚のなかに血液がでてしまった状態）

　皮膚症状に目立つ所見として、出血からの紫斑があります。湿疹やアトピー性皮膚炎で痒くて掻いてできる紫斑の場合、紫斑が紅斑や丘疹の周りにできるので区別できます。また血管炎のような炎症による疾病は点状の小出血であり、外傷でできた大きい斑状の紫斑とは異なります（例外として頸を絞められたときの点状の小出血があります）。外傷は、鮮紅→暗赤色→紫褐色→黄色→退色と変化していくので、その色調や深さでいつ頃できたかを推定することができ、経過の話との矛盾がわかります。

熱傷

　虐待による熱傷（浴槽のお湯につけたり、熱湯をかけたり、煙草など熱

いものを押しあてるなど）は境界鮮明です。また、「幼い子が自分でコーヒーカップを運びたがったので持たせたらこぼした」、「シャワーを自分で勝手に熱くした」、「1歳の兄が赤ちゃんの手にアイロンを押しあてた」、「コンセントを噛みやけどした」など、子どもの発達からはあり得ない状況を説明することも多くみられます。治療と再来を確実にするため、あり得ない状況にも同意して注意深く観察します。

ネグレクト

　皮膚をみるときには、やせや皮膚の張り、顔色もじっくりみて、養育の状況観察をします。ネグレクトでは、不衛生で皮膚の極端なよごれやびらん、感染症がみられることが多く、成長曲線により体重の増加をみて判断材料にします。

　ネグレクトぎりぎりの例として、オムツかぶれの子をみたことがあります。その子のおしめが便や尿で重くなり、臭いもひどく、子どもが引きずるような歩き方をしているのを注意しても、「先生にいわれて初めて、よくないのかなと思った」と、親に悪気がなく常識がない例がありました。核家族化が進み、育児経験がないことや、周囲からの子育て支援がないことも原因と思われたため、このような場合は適切な子育て支援につなげるようにします。

アトピー性皮膚炎

　虐待の要因に、育てにくい子どもや、親の社会的孤立やストレスがあるといわれており、アトピー性皮膚炎の子どもには留意が必要です。乳幼児に好発し、痒みにより子どもが不眠や不機嫌になりやすいため保護者は気が休まらず、その上、食事を含めて生活全般への細かい配慮が必要なことや、目にみえますので他人からの干渉を受けストレスが生じやすくなります。子どもの皮膚疾患の治療は、虐待の予防となると考え、全身をしっかりみながら、親の気持ちに寄り添った対応と、保育所や学校など子どもの日常生活への配慮を行いましょう。

4 放射線科領域の特徴

撮られた画像から、子ども虐待を疑わせる所見

頭部

　頭部の被虐待児の最も特徴的な所見は、0歳児に認められる急性硬膜下血腫です。一般的に急性硬膜下血腫はCTで描出でき、頭蓋骨内板に沿った三日月状または半月状の辺縁不整な液体貯留所見として認められます。被虐待児の血腫の画像は事故で起きた硬膜下血腫より不均一な場合が多く、部位では大脳鎌、半球間、後頭蓋窩に多いことが特徴的とされています。急性硬膜下血腫の発見率はMRIの方が優れています。ただし、一般的な被虐待児の画像診断に限っていえば、亜急性、慢性外傷および骨格系で虐待が疑われたときに主に使用すべきです。重篤な被虐待児では脳幹部から脊髄における局所的な軸索障害が起こることが知られており、この場合にはMRI拡散強調像が有用です。

　網膜出血は乳幼児揺さぶられ症候群(SBS)の被虐待児の80～90％に認められるとされています。この存在診断は眼底検査を行うことで簡単にできますが、MRIではT2強調グラディエントエコー法が有用で、眼窩内の網膜に沿った低信号として描出されます。

骨格系

① 0歳児骨幹端の辺縁の骨折
② 交通事故の既往がない子どもの骨盤骨骨折
③ 肩甲骨骨折
④ 脊椎横突起骨折
⑤ 胸骨骨折
⑥ 外傷の程度と説明された受傷機転が不一致
⑦ 多発骨折が認められ、それらが異なった受傷時期を示している場合

ちなみに骨折後の平均的変化として、4〜10日で軟部組織腫脹がとれ、10〜14日で骨膜下骨新生が起き、14〜21日後に化骨形成、骨折線の不鮮明化が起きるとされています。

胸部

　以下は虐待を疑わせる所見です。
① 肺出血、肺挫傷、気胸、肋骨骨折などの外傷の度合いが両親の話では説明がつかない
② 第1肋骨骨折が認められる
③ 一つの肋骨に脊椎横突起近傍を含めた複数の骨折が認められる
④ 0歳児の肋骨骨折

腹部

　胸部と同様に外傷の度合いが両親の話では説明がつかない場合と、肋骨骨折と膵炎、十二指腸血腫、または腸管穿孔が同時に認められた場合に虐待の可能性が示唆されるとされています。

虐待が疑われた場合に施行すべき画像検査法の選択

　これらの画像所見の基礎となる、子ども虐待が疑われた場合に施行すべき画像検査法の選択、その質の担保をどのようにすべきかの詳細につきましては、参考ウェブサイトを読まれることをお勧めします。

参考ウェブサイト
Diagnostic Imaging of Child abuse.
http://www.pediatrics.org/cgi/content/full/123/5/1430

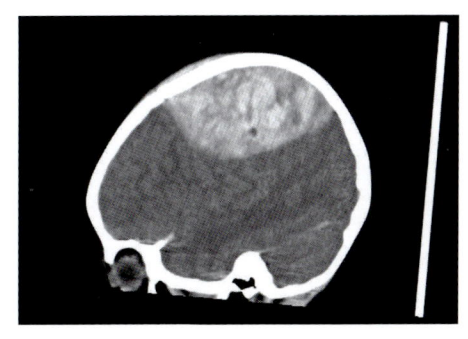

図　頭部CT矢状断像
頭頂部に凸レンズ状に大脳半球を圧排する高吸収域部を認めた。内部の密度は不均一で、急性硬膜外血腫を示唆する所見。外傷機転と所見に乖離があったため、虐待が疑われた

5 眼科領域の特徴

　1946年Caffyが、眼底出血と強い脳障害を発症しているのに、頭蓋骨骨折を伴っていなかった乳児に、初めて「乳幼児揺さぶられ症候群（SBS：Shaken Baby Syndrome）」という概念を提唱して以来、頭部外傷の乳幼児になるべく早く眼底検査を行うことが、この虐待の早期発見のために重要だと認識されるようになりました。SBSでは、硬膜下血腫、虚血性脳障害、眼底出血の所見が特徴とされていますが、これらのなかで暴力的な揺さぶりによって生じる可能性が高く、虐待との一致が最も高いとされる所見は、眼底出血と考えられています。123例のSBS中83％に眼底出血があったという報告[1]や、頭部外傷を伴って虐待死した乳幼児62例中85％にあったという報告[2]もあります。

　眼底出血の程度はさまざまですが、両眼性で網膜全層に及んでいることが多く、ときに硝子体出血や乳頭出血を伴う激しい出血や網膜剥離を呈することがあります。また斑状や火焔状、網膜前出血がみられることもあります。出血部位として、視力の発達のために大切な網膜の中心部（後極部）に眼底出血が集まっていたり、逆に網膜の最も周辺の鋸状縁まで全体に広く出血が続いていたりすることがあります。

　多様性のある出血形態への研究において現在最も有力と考えられている説は、眼内を充填している硝子体へ揺さぶりの衝撃が直達して、硝子体と強く付着している網膜、とくに後極部の網膜と硝子体とを剪断するように働いてしまうため、網膜血管が破綻し網膜出血するというものです。揺さぶる方向や力のかかり方で出血の程度や広がりが変化すると考えられています。

　このような眼底出血の所見は、3歳以下とくに1歳前後までの乳幼児に多く、強い揺さぶり以外では、3m以上の高所からの落下や自動車が大破するほどの交通事故、血液凝固機能低下でない限り生じない

ことが、虐待死や事故死での剖検調査からわかっています。臨床の場で事故か虐待かを疑った際、眼科医による散瞳下眼底検査が重要視されてきているのはこのためです。

SBSの視力予後は、視神経が萎縮したり網膜に瘢痕が残ったため非常に不良となるものから、比較的早期に網膜出血が消退し器質的障害を残さずに軽快して良好な視力に発達するものまでさまざまです。重度の中枢神経系障害を合併するほど視力予後は不良になります。

その他の虐待による眼科所見として、年長児に対しては、顔面の殴打による眼窩底骨折や外傷性網膜剥離、穿孔性眼外傷などがあります。年長児になるほど受傷機転を話したがらず、「家の中でタンスに目をぶつけた」と親と同席の際には説明していた眼窩底骨折の8歳男児が、入院隔離後、継父に殴られたことを告白した例を経験したことがあります。受傷機転が不自然な場合、医療従事者には慎重な対応が求められます。

（10〜20頁参照）

揺さぶりの衝撃は網膜と硝子体とを剪断するように働き、網膜出血する

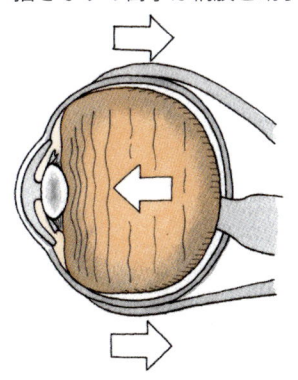

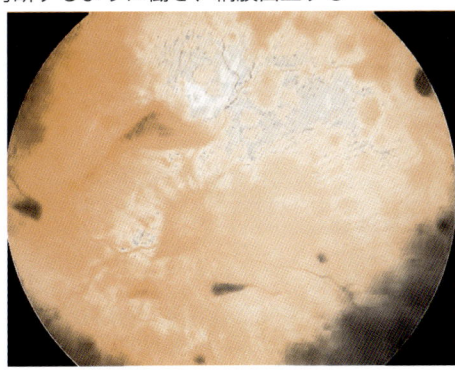

図　臨床例　生後5か月・乳児
けいれんし救急車で来院。両眼底には後極から周辺部網膜まで網膜出血を認めた。硬膜下血腫を合併し乳幼児揺さぶられ症候群と診断

参考文献
1．Kivlin JD, Simons KB, Lazorits S, Ruttum MS:Ophthalmology. 2000;107:1246-1254.
2．Gilliland MGF, Luckenbach MW, Chenier TC:Forensic Science International. 1994;68:117-132.

6 耳鼻咽喉科領域の特徴

　耳鼻咽喉科医は、新生児の聴覚スクリーニングや3歳児健診での聴覚検診、就学時健診、学校健診など子どもに接する機会は多く、虐待の発見とその対応は責務です。

　とくに耳鼻咽喉科領域では、すぐにみえないものもあり注意が必要です。虐待による受傷の部位は、顔面、耳が圧倒的に多く、次に口腔咽頭、頭蓋、鼻が続きます(表)。そのなかでも、遭遇する頻度の高いものと、ネグレクトや心因的要因から発症する病態・疾患を紹介します。

耳介血腫

　耳介に直接外力が加わり、皮下または軟骨膜下に出血・血腫を生じます。治療としては抗生剤による感染防止と、必要に応じたドレナージで、死腔を作らないように圧迫します。血腫のくり返しは耳介の変形をきたします。

表　被虐待児の耳鼻咽喉科疾患

耳領域	
・外傷性 　耳介血腫、外耳道裂傷、鼓膜穿孔、耳小骨離断、顔面神経麻痺、外リンパ漏、伝音性・感音性難聴、側頭骨骨折に伴う髄液耳漏、内耳・前庭機能廃絶 ・その他 　外耳道異物、耳垢栓塞、慢性中耳炎、心因性難聴、めまい症など 鼻領域 ・外傷性 　鼻骨骨折、鼻出血、鼻中隔血腫、鼻中隔欠損、鼻柱の破壊、顔面骨骨折	・その他 　鼻内異物、慢性副鼻腔炎 口腔咽喉頭領域 ・外傷性 　上唇小帯裂傷、舌小帯裂傷、舌裂傷、舌咬症、口腔粘膜損傷など その他の領域 　声帯結節、浮腫状声帯、多数歯う蝕、心因性失声、心因性咳嗽など ・言語発達遅滞、言語障害(吃音、構音障害) 　肥満、睡眠時無呼吸症候群

外傷性鼓膜穿孔

　平手で外耳を殴打されると鼓膜穿孔を生じやすく、穿孔部の辺縁は不整で血液が付着しますが、外耳道に損傷は認めません。異物の挿入による場合は、外耳道に線状の裂傷痕も伴うことが多いです。患耳をしきりに気にする仕草をみせます。穿孔部の自然閉鎖もありますが、残存すると鼓膜形成術を要する場合もあります。注意が必要なのは、鼓膜内側にある耳小骨離断を併発して、音の伝達機構の破綻による難聴の発生や鼓索神経の損傷による顔面神経麻痺の発症、外リンパ漏による感音性難聴で、手術を必要とする病状の見極めが重要となります。

声帯結節

　声を日常的に酷使し発声時の声帯粘膜に慢性的な機械的摩擦が加わることで、両声帯に突起状の結節ができるため嗄声を発症します。ネグレクトによる過度の啼泣や発声が続くことで発症する場合があります。通常は保存的治療で声の安静を保てる環境の改善とともに回復がみられる場合があります。

心因性疾患

　心因性難聴や失声症、心因性咳嗽、めまい症などがあります。疾患の背景には環境からくるストレスなどの外因子と本人の性格などの内因子とが関係していると考えられています。本人とのコミュニケーションが成立し背景がわかってくると、徐々に改善されてきますが、難治性の場合もあり心理療法を必要とする場合もあり、再発もありえます。

　子どもと接する機会の多い耳鼻咽喉科医も、今後とも子どもを虐待から守る立場で診療や保健活動を行う必要があるでしょう。

参考文献
1．工藤典代：小児を取り巻く環境の変化・虐待と耳鼻咽喉科診療，社会の変化と耳鼻咽喉科．JOHNS.24（6）:870-874,2008.

7 精神科領域の特徴
子どもの心の診療

　虐待を受けた子どもたちは、いろいろな理由で児童精神科を訪れます。その状況を整理して基本的な対処について示します。

対人関係行動の障害

　虐待を受けた子どもたちは、安全を確保された後も、安定した対人関係を維持することが難しくなっています。子ども時代の保護者との関係は、他人との関わりを持つ基になる体験ですので、保護者からの暴力は、他人と関わりを持つ上での安心感を奪ってしまいます。子ども時代には大人に対する不自然ななつき方(愛着障害、130頁参照)として現れるでしょうし、さらに他人が自分の領域に侵入されることへの不安が強くなると、対人関係全般が不自然なものとなり、集団生活の難しさとして現れるかもしれません。愛情への飢餓から特定の相手を定めずに接近してしまう子どもたちも、集団のなかでは"浮いた"存在となってしまいがちです。

衝動抑制の障害

　虐待を受けた子どもたちの行動上の特徴として、感情や行動の暴走を止められないということがあります。
　これは、子どもたちにとって心の絆を感じることができる大人との関係が、情緒を一定の枠につなぎ止めるために大きな役割を果たしているためと考えられます。したがって、大人への信頼感を持てない子どもたちは、情緒や衝動が高まり、そこで立ち止まらなければ自分でも抑制がきかなくなる限界に達したときに、自分自身をつなぎ止めるすべを持たないのです。
　些細な怒りは容易に「キレる」レベルまでヒートアップし、うまくいっている状況のなかでも、気持ちを切り替えることが難しく、急に

不機嫌になったりします。

解離と自我障害

　虐待被害の精神症状で最も特徴的なのが、解離や自我障害であるといっても過言ではありません。

　解離は、外部からの侵襲的な介入に対する防衛反応として起こることが多いようです。成人の解離性障害のような、周囲を巻き込むあり方とはかなり異なりますが、答えたくない質問を問い詰めるとふと反応がなくなったり、あることをしている記憶が欠落したりしていることは、普通想像されるよりも頻回に起こっているようです。

　通常であれば虐待体験の記憶が明瞭である年齢層での性虐待の場合、こうした解離がとくに典型的に現れることが知られており、子どもに対する聞きとりは、あらゆる意味で慎重である必要があります。そのような子どもたちは、生きている現実感が希薄であるとともに、体験を現実的に記憶できていないことがあり、周囲からは嘘言と受け取られてしまうこともあります。

行動の枠付けの障害と社会的逸脱

　被害を受けた子どもたちの長期的な社会適応を難しくしているのが行動の枠付けの障害と社会的逸脱です。内的な統制力が希薄な彼らにとって、どうするのが「自分らしい」のかは、とてもわかりにくくなっています。すると、行動は一貫性を欠き、衝動的で「加減を知らない」ものにみえます。

　社会的逸脱が頻回にみられますが、これは社会的制約（外的規範）が行動を枠付ける機能を果たせておらず、「自分らしさ」を内側から支えるもの（内的規範）もうまく形成されていないことを意味しています。

　こうした子どもへの対応に関しては、行動の結果から彼らを追い込まないことがきわめて重要であるといえます。追い込まれることにより、彼らの「自分は不要な存在なのかも」という思いはさらに強くなり、衝動的な行動に走らせる結果となることが珍しくないためです。

8 産婦人科領域の特徴

性虐待の具体例

性器あるいは肛門の裂傷・出血
　イスなどの家具にぶつけた、落ちたなどの説明がなされることが多いのですが、思春期前の女児で膣内部や肛門に限局するような裂傷が存在することは、ほとんどありません。

膀胱炎・尿道炎
　くり返される性虐待の結果として血尿などの尿路感染症を主訴として頻回に来院する場合があります。尿路感染症を疑い、導尿しようとして膣からの出血や処女膜の裂傷や膣口より膿がでているような重症な膣炎を発見したとの報告例もあります。

性感染症
　思春期前の女児にクラミジア・淋菌（頸管粘液採取検査）などの性感染症や難治性の膣炎などが存在した場合には、性虐待を念頭におく必要があります。

異常行動・精神的異変
　性虐待を受けた思春期前の女児の性化行動（年齢不相応な性的行動化；sexualized behavior）や、日常的にくり返された性行為の強要により身体的原因がみあたらないにも拘らず、手の運動制限や嚥下困難などの転換症状を認めることがあります。

検査

　性虐待を疑ったときには、外性器の診察・性感染症の検査・膣炎・尿路感染症の検査（膣分泌液・採取尿より精液が証明された症例あり）・月経周期のチェックなどを、子どもの心理的ストレスをできるだけ軽減するように、よく説明をして短時間に実施してください。

妊娠の有無

　性虐待の診断において女児の妊娠の有無は決して見逃してはならない重要な所見です。初経後の女児では、妊娠の可能性を十分に考慮すべきですが、婦人科領域がない診療科の場合、妊娠を見落とされるケースがあります。産婦人科以外での診療を受けた女児に対しても妊娠の可能性を十分に考慮して診察・治療が行われなくてはなりません。

　また産婦人科では、早い年齢の妊娠、中絶については、虐待などの可能性を考え、機序を聞き取ることと、学校との連絡が大切になります。

　婦人科領域以外の虐待児診察の参考に、思春期の初経と妊娠初期症状のポイントをあげてみます。妊娠判定には、妊娠初期（妊娠約5週以降）に高感度妊娠反応尿検査にて迅速に判定することができます。

〈初経〉

　平均初経年齢は12～13歳、平均身長約152cm、平均体重43kg前後です（日本産婦人科学会資料より）。初経は遺伝・栄養・健康状態・家庭環境を中心とした環境変化などが作用して現れます。初経以降は、妊娠の可能性がありますから初経年齢を確かめることは重要です。

〈妊娠初期症状〉

　　むかむか・吐き気・嘔吐など
　　お腹が張る・便秘・食欲不振など
　　体重増加・腹囲の増加（妊娠週数に比例）・胸が張るなど

　東京思春期保健研究会の統計によると18歳までの女子の20％前後つまり5人に1人が何らかの性虐待を受けた経験があるとのデータが示されました。そして家出や怠学、シンナーや覚せい剤の使用に走り刑務所に入所している女性に性虐待の被害の既往が多いとの結果が報告されています。この痛ましい、性虐待に対処する方法は、医療機関を中心とした本来子どもたちを守る立場の大人たちが連携協力して一刻も早い発見に取り組むことが必要です。

9 歯科領域の特徴
虐待所見のポイント

歯科臨床および健診における早期発見のために

　頭頸部の外傷は子ども虐待と関連がありますが、この部位は歯科の領域でもあります。そのため、身体的虐待とネグレクトは歯科医院で発見されることも多いのです。歯科医師は健診や治療時に、う蝕や治療痕跡などの他に顎顔面、口腔の非偶発的損傷の有無などを調べる習慣を身につけることが大切です（161頁の表2参照）。

　口腔内だけでなく、顎顔面、頸部をはじめとして、手足の露出されている部分の観察など、全体をみる習慣が必要です。頸部に扼痕、索状痕などがみられる場合は、虐待を示唆しますので精査が必要です。保護者の説明と症状が一致しない口腔や口唇の傷、歯の破折ではなく歯の移動による歯列の変化や、広範囲にわたるう蝕などはネグレクトによることもありますので細心の注意が必要です。

　また、子どもに発達遅滞が伴っている場合には、ネグレクトの疑いが強まるとされています。とくに言葉の遅れは、子どもとの接触の機会が少なく、刺激が不足している結果として表れることがあるため、問診などでの観察も必要です（134～137頁参照）。

　東京都歯科医師会による調査報告によりますと、被虐待児のう蝕罹患率や、う蝕歯数および治療率などが対象者と明らかな差がみられています。もちろんう蝕罹患率やう蝕歯数および治療率の低い児童がすべて被虐待児であるわけではありません。被虐待児でも口腔内の状態が悪くない場合もあります。しかし歯科所見は虐待を発見する上で非常に重要なため、歯科医療従事者はその異常を見逃してはなりません。

歯科医療関係者として虐待を疑う場合に遭遇したら

　虐待を受けたと思われる子を診察したら、①受診の経過、②医療機

関が虐待を疑った理由、③保護者が歯科医師などに行った説明、④子どもの現在の医学的な危険度、⑤医学的な予後についてなどを記録し、児童相談所や市町村の子ども窓口、保健センターに連絡します。この際にこれらの記録内容を活用することがスムーズな連携につながります。

表1　歯科所見が、虐待の発見上重要な理由

歯の疾患は自然治癒しない
　→内科・外科的疾患は自然治癒により痕跡が残らないことがあるが、硬組織歯科疾患の多くは自然治癒しない
歯科治療は痕跡が残る
　→歯の疾患を治療した場合、痕跡が残り、治療内容により、元の歯の状態や重症度が推測できる

表2　虐待の歯科所見を発見するために大事な姿勢

①各年齢における口腔内の正常像や、歯の萌出状況を知っておくこと
②顔面や身体状況なども勘案して、口腔内の有所見が、事故によるものかどうかを診たてる知識と観察力をもつことが大切

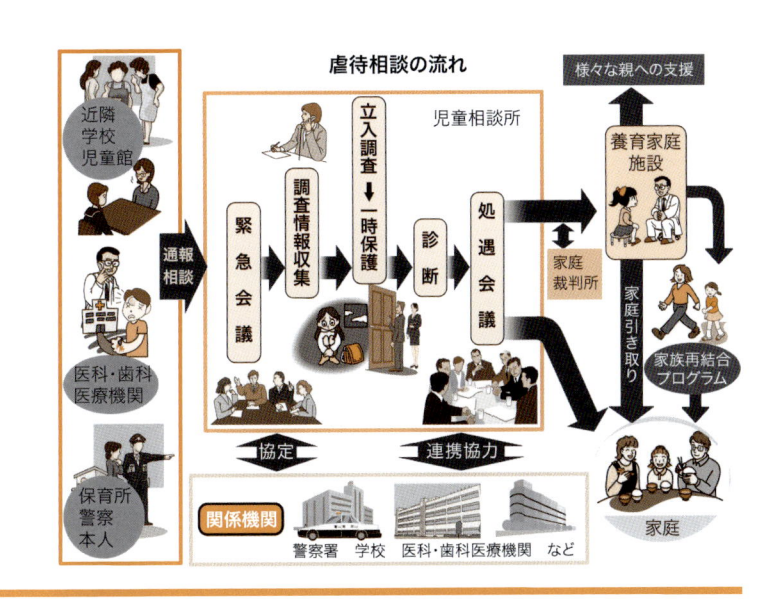

10 歯科領域の特徴
早期発見のポイント

かかりつけ歯科医の立場から

　子どもをめぐる問題は、虐待、非行、傷害、心の問題など多岐にわたり、地域の関係機関との連携やサービスも多様であるため、地域ネットワークの一員としての歯科医療機関も適切に連携して対応することが必要です。子ども虐待の早期発見は確かに重要ですが、それにまして子ども虐待の予防と防止対策も必要です。子育て家庭に向けて知識・情報の提供、理解促進など、歯科保健や子育て支援につながる教育およびサービス提供への努力は怠ってはなりません。地域社会での役割を考えた場合、今日のかかりつけ歯科医は日常の歯科臨床への貢献だけでなく、歯科医師法にもある公衆衛生活動として、地域社会への参画を担いたいものです。

早期発見に役立つ一般的なポイントとして

　児童虐待の早期発見に役立つ歯科医療機関でのチェックポイントとして、歯科医師にみせたがらない場合があります。また症状があってから来院までの時間が長いとか、原因と症状が合わない場合、話が二転三転する場合や、原因の説明が曖昧でつじつまが合わない場合、親の様子がおかしいと感じる場合などは虐待の可能性を疑う必要があります。

　保護者である親が自己中心で、子どもの症状への不安を持っていないとか、態度が反抗的で被害妄想的な場合、子どもが無口でおどおどしている様子がみられる場合、子どもが親になついていない場合などは虐待の可能性を考えます。そして明確な異常がないのに種々の訴えをくり返したり、逆に頻回な受診や、勝手に通院を中断してしまう場合などもチェックします。また、子どもへの扱いがぎごちないとか、

衝動的行動が多いとか、不安や怒りの自己コントロールが下手な保護者についても注意が必要です。

　子どもについては、さわられることを異常に嫌がるとか、表情が暗く乏しく、感情表現があまりでない場合や、自らの発声、発語が少なく、保護者の存在で動きや表情が極端に変わる場合、大人の顔色をうかがったり、おびえた表情をするとか、過食や拒食にはしる場合や、無気力あるいは活動性の低下や、不適当な衣服(季節外れ、性別不明、汚れが日常化、不潔さ)とか、多動や過度の乱暴や、注意を引く行動などがみられたら要注意として対応すべきです。身体状況をみて、外傷、骨折、火傷、事故が反復されるときは、身体的虐待とネグレクトを疑います。行動面では年少児で過食と過度の馴れ馴れしさや、小学生では盗みと嘘とか、中学生では家にいない非行とかに注意をします。とくに小学生の単独の盗みと作話(すぐにばれる嘘)をくり返す場合は、ネグレクトである可能性が高いと考えられています。

IX 子ども虐待の医学的な特徴

11 歯科領域の特徴
歯科法医学の立場から

子どものマルトリートメント

　子ども虐待を総じて、WHO（世界保健機関）、ISPCAN（国際児童虐待防止協会）、CDC（米国疾患予防管理センター）では子どものマルトリートメント child maltreatment としています[1,2]。これは、子どもの健康と安全に危害が加わった状態、危害が加わる可能性のある状態で、加害者（養育者）の動機は考慮されません。このような観点から子ども虐待を捉えると、「子どもを護る」ために、何をどのように判断するべきかが明確になります。

虐待とネグレクトの歯科所見

　子どものマルトリートメントは、作為的行為と不作為的行為に大別されます。表1に、WHOとISPCAN[1]、CDC[2]による分類、作為的・不作為的行為と、歯科領域の損傷・疾患・状態との関係を示します。
　これらは図1に示す、ハイリスクケースと考えるべき非偶発的口腔顔面外傷と陳旧性の（歯・歯周組織の）外傷、虐待被擬・ネグレクトケースと考えられる（未処置の）う蝕と（未治療の明白な）感染症に分けられ

表1　子どものマルトリートメントと歯科

作為的行為（虐待）	身体的虐待		口腔顔面領域への損傷
	性的虐待		口腔内の損傷，咬傷
	心理的虐待		
不作為的行為（ネグレクト）	扶養の不履行	身体的ネグレクト	口腔衛生の放置
		情緒的ネグレクト	
		医科／歯科治療ネグレクト	健診の未受診，疾患の不治療 口腔ケアの不履行
		教育ネグレクト	
	監督不履行	不適切な監督	不適切な口腔ケアの看過
		暴力的環境への曝露	

分類は WHO と ISPCAN、CDC による。網掛け部分が歯科領域との関連が深い。

ます（表2）[3]。ハイリスクケースはくり返されるたびに重症度を増し、生命の危機を招きます。虐待被擬・ネグレクトケースは、それ自体、放置されることで重症化し、ハイリスクケースに移行します。虐待被擬・ネグレクトケースの段階で、あるいは身体諸症状が顕在化する前の段階で、重症化させないことが大切です。

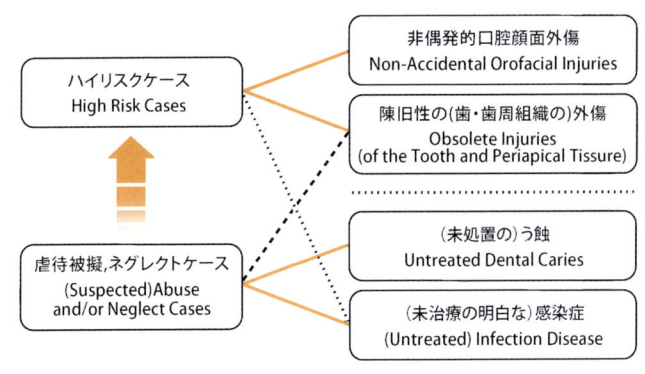

```
                                    非偶発的口腔顔面外傷
                                    Non-Accidental Orofacial Injuries
      ハイリスクケース
      High Risk Cases               陳旧性の(歯・歯周組織の)外傷
                                    Obsolete Injuries
                                    (of the Tooth and Periapical Tissure)
      ↑
                                    (未処置の)う蝕
      虐待被擬,ネグレクトケース        Untreated Dental Caries
      (Suspected)Abuse
      and/or Neglect Cases          (未治療の明白な)感染症
                                    (Untreated) Infection Disease
```

図1　歯科領域における虐待・ネグレクトと危険度

表2　口腔顔面に現われる虐待とネグレクトの身体症状

作為的行為 非偶発的口腔顔面外傷・陳旧性(歯・歯周組織)の外傷	頭部，顔面の損傷	頭蓋損傷，外傷性脱毛，耳介部の挫傷がある 顔面皮膚に多種・多様の損傷がある 咬傷がある
	口腔周囲の損傷	口唇の腫脹，挫傷，裂傷，口角部の挫傷がある
	口腔内軟組織の損傷	小帯の裂傷，口蓋粘膜や頬粘膜の挫傷がある
	歯の損傷	歯の歯冠破折，歯根破折がある これらの痕跡（治療痕，歯髄の失活所見，根尖病変など）がある
	歯周組織の損傷	動揺歯，脱臼歯がある これらの痕跡（変色歯，歯髄の失活所見，根尖病変など）がある
	顎骨の損傷	歯槽骨の挫滅，顎骨骨折や陳旧性骨折がある これらの痕跡（不適切な骨折の治癒，骨折による不正咬合など）がある
不作為的行為 う蝕，感染症	う蝕	多数のう歯，とくに未処置のう歯が多く存在する
	感染症	未処置の感染症（顎骨炎，蜂窩織炎，上顎洞炎など）がある

＊正当な説明のない外傷，新旧の外傷痕の混在，適切な医療を受けていない陳旧性の損傷痕に注意する。

診察時の留意点

支援は、広い視点で「不自然さ」を発見することからはじまります。
作為的行為
　患児を診る際、身体に残された症状は、作為的行為(虐待)を発見するのに有用な情報をもたらします。とくに身体に残された創傷(痕)は、臨床歯科法医学の観点から判断することが重要で、その際には、①正当な説明がない、②新旧の外傷痕が混在する、③適切な医療を受けていない陳旧性の損傷痕である、ことに注意します。診察時には、表3に示した項目に留意します[4]。
不作為的行為(ネグレクト)
　患児の歯科保健を低下させる要因です。また、身体症状が出現している場合と、潜在的な状況にとどまっている場合があります。保護者の児への関わり方を注意深く観察し、不作為的行為を発見するために、健康診査を活用することも有用です[5]。

表3　虐待が疑われる子どもを診察する際の留意点

1．家族歴の聴取	4．外傷の既往
2．受傷場所, 受傷機序, 来院までに行った処置	5．外傷部位のスケッチ
	6．外傷部位の写真撮影
3．受傷した時間, 受傷から来院までの時間	7．エックス線写真撮影

＊う蝕, 感染症についても, 可能な限り放置時間(疾患を自覚してから来院までの時間)などを聴取する。

参考文献
1. World Health Organization and International Society for Prevention of Child Abuse and Neglect: Preventing child maltreatment: a guide to taking action and generating evidence, 2006.
2. Centers for Disease Control and Prevention, National Center for Injury Prevention and Control: Child Maltreatment Surveillance, Uniform Definitions for Public Health and Recommended Data Elements, Version 1.0, 2008.
3. 都築民幸：子ども虐待の早期発見における臨床歯科法医学の果たす役割；子ども虐待とネグレクト.2009；11(3), 335-34.
4. 都築民幸：身体的虐待, ネグレクトの歯科的評価. In: 佐藤喜宣編著, 臨床法医学テキスト. 東京：中外医学社, 2008；179-182.
5. 都築民幸：児童健康診査における子ども虐待の早期発見と防止. 歯界展望.2005；106(6)；1190-1191.

12 すべての診療科において虐待に出会う可能性がある

　Ⅸ章では、各診療科でみられる被虐待児の臨床像をあげましたが、これにとどまらず、子育て家庭を診る医療機関においては、どの診療科にあっても、児童虐待に出会う可能性があることを忘れてはなりません。

　図1、2はかかりつけ医での、図3は病院での、虐待対応の診療科を示したものです。いずれも小児科が占める割合は高く、子ども虐待の重要な鍵を持つことがうかがえますが、他の多岐にわたる診療科目も発見の場です。たとえば泌尿器科においては、男児への身体的暴力（性器をしばる・つねるなど）や、性虐待による泌尿器感染症（膀胱炎や尿道炎）の頻発などの例があります。

　また、大人を診る診療科でも虐待の糸口がつかめることを念頭に置く必要があります。

　精神科においては、精神疾患や依存症、産後うつ病、強い育児不安を持つ母親との関わりにおいて、児童虐待を発見することがあります。また、子どもとの関わり方や養育状況など、虐待につながりやすいリスクを発見することがあります。

　産婦人科においては、母親本人へのDVや、堕胎を望むような行動（アルコールなどの摂取や胎児への暴力）、などを発見することがあります。墜落分娩や飛び込み分娩、自宅などでの予期せぬ（医療機関・助産師などの継続的な管理のもとにない）分娩、望まない妊娠、妊婦健診未受診、遅い母子健康手帳発行なども、虐待につながりやすいリスクです。

　母親が患者である場合においても、子ども（胎児も含む）の養育に支援が必要と考えられる場合には、予防的な視点から、保健機関等に連絡することについて、母親に対し説明を重ね同意を得ていくことが必要です。「診療情報提供書」は、母親用の書式もあり、母親の同意を得たうえで作成し、関係機関へ連絡することも可能です。

Ⅸ　子ども虐待の医学的な特徴

母親の同意は得られないが、子ども（胎児を含む）の安全の確保が必要と考えられる場合には、個人情報の保護に関する法律第23条第1項第3号「児童の健全な育成の推進のためにとくに必要がある場合であって、本人の同意を得ることが困難であるとき」に該当するとして、児童虐待防止の観点から地域の関係機関に連絡を行うことが重要です。

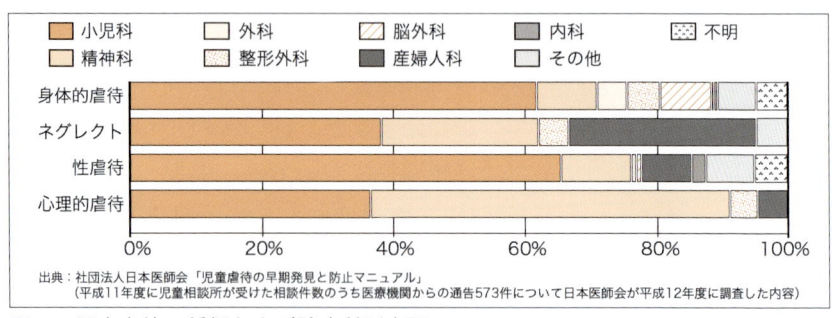

図1　児童虐待の種類および診療科別内訳

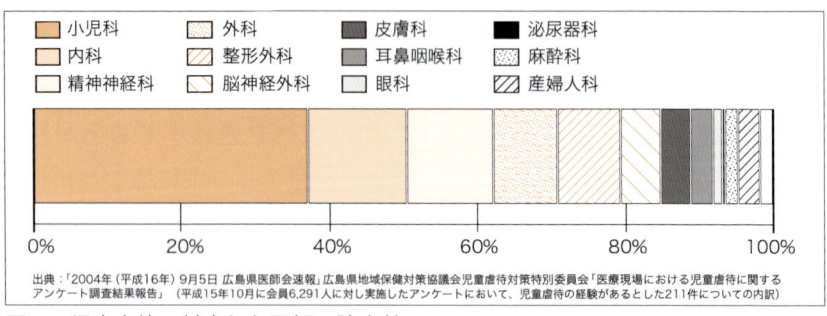

図2　児童虐待に対応した医師の診療科

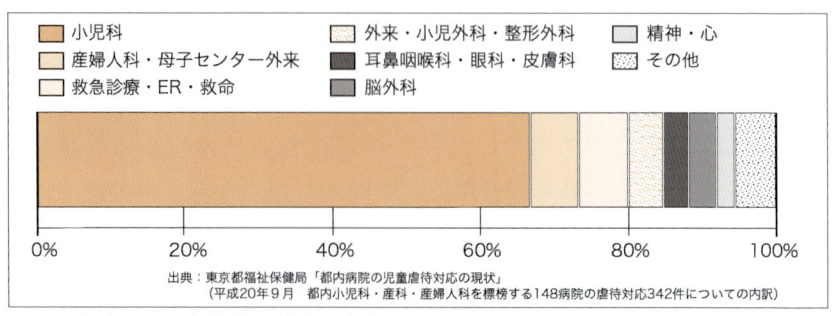

図3　病院での児童虐待の対応と診療科

第X章

虐待を疑ったときの診察

子ども虐待を疑ったとき、医療従事者が心がけるべきことは、虐待の有無を支持するための判断材料を的確に把握することです。
保護者への問診の仕方、傷やケガなどの記録方法、検査や画像診断の仕方など、それぞれに、どの診療科においても役立つポイントがあります。
さらに、性虐待を疑う場合の問診方法やバイトマーク（噛跡）の見立てなどについても、イメージをつかんでおくことで、さまざまな局面に役立てることができます。

1 問診のとり方

保護者（親）への問診

　虐待が疑われる状況での問診で最も重要なことは、誘導せずに保護者の説明を聞くことです。「何があったのですか？　時間を追って話してください」と切りだし、親が説明した項目に関して「もう少し詳しく教えてください」とか、「それはどこだったのですか？」、「何時ごろだったのですか？」、「どのぐらいの強さだったのですか？」など補強する質問をします。途中で、保護者の説明ではこのような傷にならないと思っても「それではこのようにはなりません。思い違いではないですか？」などというような示唆を与えてはいけません。また、たとえば、乳幼児揺さぶられ症候群を疑ったとしても「激しく揺さぶったことはないですか？」というように直接誘導するような質問は避ける必要があります。

　さらに、診断や治療には直接関係ないことに関しても、虐待かどうかの判断に必要なことは質問をしておく必要があります。たとえば、「ベッドから落ちた」という訴えがあれば、どのぐらいの大きさのベッドで、どのように寝かせていたかはもちろん、子どものそれまでの発達として寝返りが可能だったかを聞くことも重要です。また、保護者がどこにいて、どのように気づいたのかなどに関しても細かく聞いておくことが、後で子どもを守ることに役立ちます。気づいてからどのように対応したのか、病院に連れてくるまでにどのぐらいの時間がかかったかなども大切なポイントです。

　忘れてはいけないのは家族歴です。誰と同居しているのか、兄弟はいるのかなど、家族の状況はしっかりと聴取しておきましょう。

　また、就学前の子どもについては、母子手帳は必ず確認しましょう。救急外来で持っていない場合には、近くなら持ってきてもらうなどし

て、どの時点かで必ず内容を確認する必要があります。健診歴、発達歴、成長曲線を確認することが重要です。健診を受けていなかったり、成長に問題があるときには虐待のリスクが高くなると考えておくべきなのです。

　記録をするときには、要点を書くのではなく、どのように質問してどのように保護者が答えたのかを記載しておくことが役に立ちます。また、保護者の表情や行動で気になる点があれば記載しておきましょう。判断に自信がない場合には、「親はうつ状態」と書くのではなく、「やや表情が少ないように見受けられた」など柔らかい表現にしておけば、その後に保護者などから指摘されてもまったく問題はありませんし、かえって役に立つ情報となります。

子どもへの問診

　子どもが会話ができる年齢であれば、できるだけ子どもにも問診をすべきです。できれば、親と分離した状態で子どもから話を聞くようにした方が、確実です。その場合も「お父さんに殴られたの？」というような直接的な聞き方は避けて「この傷はどうしたの？」、「お父さんはそばにいたの？」などからはじまり、家族のことを聞くなかで、「お母さんは優しいかな？　怒ることあるかな？」などの質問をしていくことで情報が得られていきます。子どもへの問診についても聞いた内容と答えた内容をそのままに記録しておくことが重要です。

　子どもの場合、とくに核心に触れるところは避けようとする傾向がでることがあります。急に子どもの方から話題を変えたときには気をつけましょう。

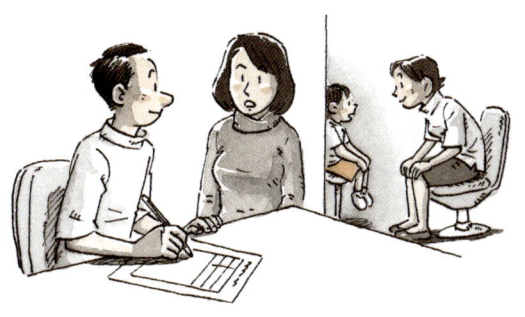

2 診察方法

一般的な診察

　虐待を疑ったときには、外来での診察でも、必ず診察台に寝かせて、裸にして、全身をていねいに診察する必要があります。髪の毛のなかの頭皮の傷などは見逃しやすいものです。慎重な診察が必要です。会話が可能な年齢の子どもでは「この傷（痛い痛い）はどうしてなったの？」などの問いかけも役立つことがあります。問診同様に子どもへの聞きとりが、誘導にならないような質問をしなければなりません。

　性虐待を受けた可能性のある場合や不安が強い子どもに関しては、看護師さんの協力を得て安心させる、洋服を脱ぐところは医師が見ない、必要に応じてタオルを利用する、これからすることについて事前に話をするなどの十分な配慮が必要です。

　また、身長・体重などの身体計測は必ず行うようにします。成長曲線に書き入れて、最近の成長の状況をみなければなりません。診察をした後には必ず記録を残します。傷であれば、形、大きさ、色などを記載します。写真を撮る場合には、傷のからだの位置がわかる写真と、傷の部分を大きくした写真を撮るようにします。傷の部分の詳細な写真では、小さい物差しなど、長さがわかるものを一緒にとることが必須です。

　乳幼児で、けいれんや意識の低下があるとき、その他で頭部外傷が疑われるときには、眼底をみることが必要です。入院させて専門の眼科の先生に診てもらえればよいのですが、眼底鏡で少しでも早く診察をすることは意味があります。外来の眼底の診察で所見がすべてわかるわけではありませんが、乳幼児揺さぶられ症候群に特徴的な広範な出血は外来の眼底診察でもわかるときが少なくありません。また、幼児や学童で殴られているときには鼓膜破裂を伴うときがあります。過

去の鼓膜破裂が難治になることもありますので、直前に暴力を受けてなくても所見がでることがあります。眼底や耳鏡の診察はルーチンに行うとよいでしょう。

性器の診察

　性虐待が疑われるときには性器の診察が必要になりますが、子どもの性器の診察に慣れている医師は少なく、その微細な所見をとるためには、ある程度経験のある医師に任せる方がよいでしょう。しかし、出血、痛み、掻痒感などの性器の症状を訴えて受診しているときや、子どもの話からすぐに性器を確認しなければならいときには、一般の外来での性器の診察が必要となります。

　その際には、性虐待の可能性を念頭に置き、子どもの不安を考えながらていねいに診察する必要があります。診察の必要性を話し、怖くないことを話し、女性の医師が診察するか、看護師さんに近くにいてもらうことが必要でしょう。女児の場合には仰臥位にして、両膝を開き、手袋をしてた手で大陰唇を両側に開いてみることで、大きな傷があればわかることが多いものです。また、膣感染などもわかります。子どもの淋菌感染は著明な炎症所見が生じることもありますし、ヘルペス感染による水泡を認めることもあります。培養が必要なものはその場で培養の検査を行います。単純ヘルペスウイルスに関しては、1型、2型の判別は診療報酬上認められていないのですが、性虐待の鑑別には重要です。加療をはじめると培養が不可能になりますから、できるだけ初期に鑑別をしておく手立てを考えましょう。

3 検査・画像診断

虐待を支持する検査が必要

　医療においては治療に必要な検査をするのは当然ですが、虐待が疑われているときには、虐待の存在を支持することに役立つ検査が必要になります。たとえば乳幼児の骨幹端骨折は、特別な治療が必要なわけではなく治癒しますが、捻じられたり激しく振られたりすることによるもので、一般の生活では起きない骨折です。虐待に比較的特異的な骨折とされています。

　腫脹や発赤がない場合でも、全身骨撮影を行うことにより陳旧化した骨折や骨幹端骨折を発見することができれば、その子の医学的な治療に直接役立たなくても虐待を支持する検査となります。その子の命を救う結果になる可能性があるのです。ごく少量の硬膜下出血を判断するためのCTやMRI、および眼底検査も直接の症状がなくても虐待が疑われたら検査しなければならないものです。

虐待以外の原因を鑑別するための検査

　虐待以外の原因、つまり医学的原因を鑑別する検査は当然必要です。たとえば頭蓋内や内臓の出血や複数の皮下出血があれば、出血傾向は検査をするでしょうし、骨折があれば骨のレントゲンから骨密度の低下の可能性を判断するでしょう。また、乳児のけいれんであれば代謝性疾患の精査がなされるでしょうし、脳波検査などの神経学的検査も行われるでしょう。医学的に行わなければならない検査は行うことが必要です。虐待の場合は、虐待の証明が必要となることもあり、詳細な検査が求められています。

虐待を疑ったら一般的に行われる検査

　乳児の虐待疑い、3歳未満の乳幼児の身体的虐待疑いでは全身骨撮影と眼底検査を行うことが必要です。

　全身骨撮影では、気になるところがあったり、虐待の可能性が高いときには10日～14日後に再撮影を行います。化骨形成によって明確となる骨折が多いからです。

　眼底検査はできるだけ専門の眼科医に依頼する方がよく、もちろん吸収されることを考えると、できるだけ早い眼底検査が望ましいです。しかし、一方で全身状態が悪いときの散瞳の危険などが指摘されているので、時期に関しては子どもの状態をみながら、最も的確な時期に検査を行うような配慮が必要です。今後の機器の発達で散瞳が不要な検査がどの施設でもできるようになることが期待されています。

　身体的虐待の可能性があり、過去に何らかの頭部外傷の可能性があるときにはCTもしくはMRI検査が望まれます。位相の異なる硬膜下出血の所見などは、現在症状がなくても虐待を支持するからです。

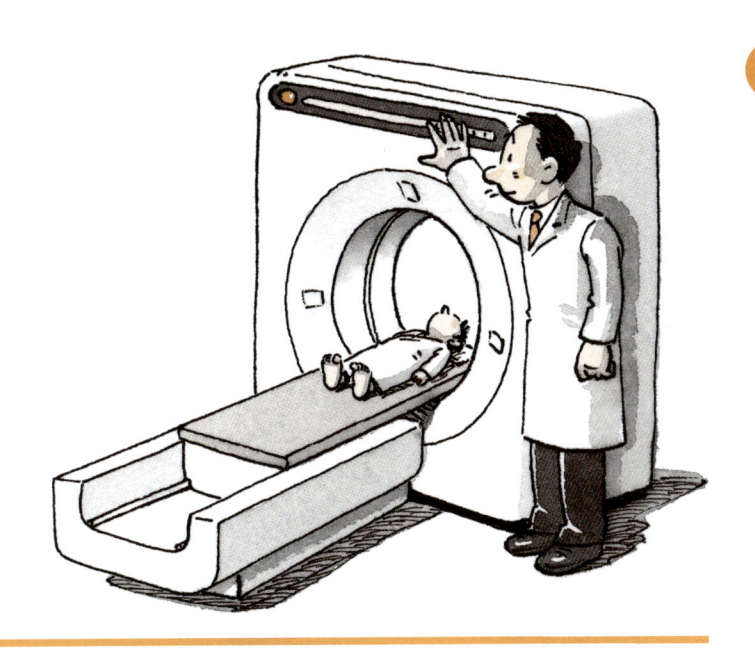

4 性虐待に関する留意点

　日本でも、「司法面接」という面接技法を使って、性虐待の被害事実を確認しようという動きがはじまっていますが、司法面接士と児童相談所および警察・検察とが連携することで、通告受理後の面接は「司法面接」1回で済ませ、子どもが何度も同じ話をしなくていいようにする「制度としての司法面接」が日本にはまだありません。したがって性虐待の被害児は、児童相談所の職員、警察官など複数の人に同じことをくり返し説明させられたり、刑事裁判にまで進むと、検察官や裁判官からも同じ質問をくり返されます。性虐待の事実を何度も話さなくてはならないというのは、子どもにとって非常に過酷なことです。できるだけ、その回数と時間を減らさなくてはなりません。それは子どもの負担を減らすという意味だけでなく、子どもの証言の信憑性を保持するという意味でも重要です。

　子どもは、何度も同じ質問をされると、「自分が話していることのなかに何か間違ったことやあり得ないことが混じっていて、信じてもらえないのかな」と思って話の内容を変えたり、大人が動揺するのをみて「とんでもない話をしてしまったのかもしれない」と感じて話を矮小化したりします。大人が「お父さんがしたことって、こういうことだったんじゃない」と勝手な推察を加えたりすると、子どもはその仮説を事実と混同したり、その仮説を信じることで自分の気持ちをおさめようとしたり、「どうせ、他の人にはわかってもらえないんだ」と援助者に対して不信感を感じたりします。このような現象をコンタミネーション（汚濁）と呼びます。これを知らずに子どもと面接しても、被害事実を確認できないばかりか、かえって子どもを傷つけることになります。

　また被害事実をいったん開示した子どもが、そのことでその後どんなことになっていくのだろうかと不安を感じたりして前言撤回するこ

とも稀ではありません。しかし、それをもってして「やはり、性虐待はなかったのだ」と否認するのは極めて危険なことです。

　子どもの場合、場所や時を特定するのはとても難しいということも理解が必要です。そのため、質問は「何があったの？」、「それをしたのは誰？」という範囲に留め、場所や時に関することは「司法面接」で確認してもらうようにします。「司法面接」前の面接では、性虐待の可能性を認識できたなら、子どもにそれ以上の負担をかけることや、子どもの証言を汚濁することのないように心がけ、児童相談所に通告してください。

　虐待に関与していない側の親への相談において留意すべき点について一つだけ触れておきます。虐待に関与していない親の心の揺れを否定せずに受けとめ、「お子さんの回復には、あなたの支えがとても大切である」ことを伝えてあげましょう。

参考サイト
社団法人日本小児科学会　子どもの虐待問題プロジェクト
子ども虐待診療手引き8　性的虐待
http://www.jpeds.or.jp/guide/pdf/8_gyakutai.pdf

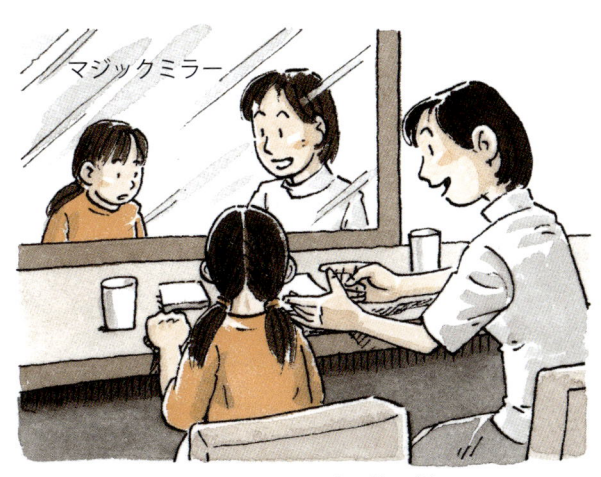

司法面接士による司法面接の様子

5 バイトマークの検査法

バイトマークとは

　身体的虐待、性的虐待の重要な徴候に、咬痕・咬傷があります。バイトマークは、皮膚表面に残された歯などによる痕跡（圧痕、皮膚変色、挫傷、挫創）で、咬んだ人の情報が残され、それは加害者のものであったり、被害者のものであったりします。ここでは表に示すものをバイトマークとして説明します。

　日本ではバイトマークの報告は少ないのですが、各職種間の連携で情報交換がすすみ、以前はバイトマークが見過ごされていた可能性が指摘されています。Freemanらは、778個のバイトマークの部位、犯罪の種類などについて検討し、子ども虐待のバイトマークは、0～2歳児59.0％、3～10歳児36.1％に発生し、部位は、腕28.6％、足18.9％、肩10％、背中8.5％、臀部7.3％、顔面7.3％にみられたと報告しています。

表　皮膚表面に出現する歯などによる創傷（痕）

歯痕 tooth mark	1～数本の歯による痕跡	偶発的事故の可能性も考慮
歯列弓痕 arch mark	同顎の4～5本の歯による痕跡	
咬痕 bite mark	同一人の上下顎歯列弓からなる痕跡、傷跡。皮下出血を主体とした挫傷が多い	作為的行為を考慮
咬傷 bite wound		
吸引痕 suction mark	咬痕・咬傷の内側に出現することがある。吸引による点状、斑状の出血。皮下組織の厚い部にみられやすい	

バイトマークの検査

　生体に残されたバイトマークは、とくに皮膚に断裂・穿孔がない場合には、比較的早い時期に消失しますので、資料保存に努めます。バ

イトマークをみつけた場合には、以下の検査を行い、被疑者の歯列模型と照合します。

　まず、①皮膚表面に付着していると思われる唾液の採取を行います。咬んだ人の血液型やDNA型を検査する試料として、咬傷付近を生理食塩水で濡らした綿棒で拭きとります。つぎに、②L字型のスケールを入れた写真を撮影します。L字型スケールがなければ、2本のスケールを直交させ、代用します。痕跡と同じ平面にスケールを置き、皮膚表面にできるだけ直角になる方向から撮影します。スケールを写し込むことで、写真上で痕跡の計測を行うことが可能になります。つぎは、③トレースです。痕跡の上に透明シートを置き、描き写します。写しとった透明シートに、種々の計測値や名称を入れておくことも重要です。最後に、④圧痕が明確な場合は、精密印象剤で印象し、模型を作製しておきます。

バイトマークの解釈

　バイトマークを詳細に観察することにより、噛んだ方向（上下）、状況などの推定が可能です。たとえば、「兄弟げんかでついた」との説明がある大腿内側や腹部の吸引痕を伴うバイトマークは、どのように考えればよいでしょうか。兄弟げんかの最中に相手の衣服を脱がせ、わざわざ噛みにくい部位を噛みつき吸うでしょうか。

　とくに吸引痕は、皮下脂肪の薄い骨の直上などは吸わないと噛みにくいということもありますが、一般には、性愛的な意味があると考えられています。Iwaharaら、Tsuzukiらは、皮膚表面に薄い布1枚を置いて、吸引しながら噛んだ場合、歯痕はついても吸引痕はつかない（肉眼的には確認できない）ということ、軽度のバイトマークは、時間経過により判別しにくくなっても、吸引痕は数時間経過後も残存することを報告しています。

　バイトマークにも注意を払い、子どもを護ることが望まれます。

コラム しゃんこら娘

　M子ちゃんのお母さんは、目立つ美人なのに生気がなく、疲れきった様子でした。小児科からの紹介状には、子育てに自信がないと書かれていました。小柄なM子ちゃんはぐずることなくとても育てやすいようにみえました。同い年の子らよりも早く歩きだし、積極的にどんどん進んでいきます。怖いもの知らずで、年上の子に邪険にされても、欲しいものだと取りにいきます。

　お母さんの方は、夫の帰りが遅いといいながらも少しずつ他のお母さんと話すようになり、ほかの子へも声をかけるようになりました。3歳になったM子ちゃんは、大人の言葉を達者にあやつります。くるくるとよく動く目と頭、常にさえずっている口と身軽な動作で自分の世界を力強く開拓していきます。自分のしたいこと、欲しいものがよくわかっていて、ほかの子からひったくるようにして玩具を取り上げ、呆然としているその子に自分の興味のない玩具を押しつけます。初めてのお母さんには、先輩らしく「どこからきたんですか」などと声をかけ社交します。うちわを持って舞い踊ったり、「山なら富士山ですよ」といいながらお絵かきをします。

　M子ちゃんが伸びやかに育つにつれ、お母さんの表情に活気がでてきました。しっかりと自発的に育ってくれる娘をみていて、子育てに自身がついたのかと思われます。ちゃっかり他人の玩具をすばやく取り上げ、叱られると上手な言い訳をし、ルンルンで遊んでいるM子ちゃんをみて、恥ずかしいとお母さんは顔を伏せます。わたしは「M子ちゃんは、ますます発展して、そのうち世界中を飛び回るようになりますよ。お母さんもいまから自分を進化させておかないと、M子ちゃんにおいていかれますよ。しっかりしてくださいね」と申し上げます。

しゃんこら：しっかりとしたという岡山の表現

第XI章

子ども虐待の初期対応

　子ども虐待の初期対応とは、虐待の発見から子どもの心身の安全を確保するまでの対応をさします。
　子どもの安全を第一に考え、虐待への介入に躊躇することなく、行動しなければなりません。とくに、自宅では子どもの生命の安全が確保できない場合、子どもを入院させる、児童相談所などに通告する、保護者に告知して分離を図るなど、状況に応じた迅速かつ的確な対応が求められます。医療従事者としての毅然とした態度と、チームや地域の連携のなかで組織的に初期対応を図ることが重要です。

1　子ども虐待への初期対応の原則

虐待の発見

　虐待を疑ったときに医師や歯科医師の心によぎるのは、多くの場合「これは私の専門ではない」ではないでしょうか。しかし、虐待は原因であって、子どもは外傷を負っています。外傷に対する評価は、すべての医師が行えるルーチンワークです。したがって虐待を受けた子どもに対する対応は、すべての医師ができなくてはなりません。その場での解決を先送りするならば、被虐待児は時として生涯にわたるハンディキャップを負ったり、生命の危険に直面することもあります。

　疑いも含め発見時の児童相談所などへの通告、外傷の評価と虐待継続を終了させるための入院などの対応は、診察したすべての医師に課せられています。児童虐待防止法第5条によれば「学校の教職員、児童福祉施設の職員、医師、保健師、弁護士その他児童の福祉に職務上関係のある者は、児童虐待を発見しやすい立場にあることを自覚し、児童虐待の早期発見に努めなければならない」と記載されています。

診療記録

　詳細な受診記録の作成も大切です。虐待を示唆する経過、子どもの状態、保護者の説明を記録します。保護者の説明はときに虐待を認め、あるいは否認するので、その経過をできるだけ記録にとどめておかないと混乱します。保護者に対してときに対立する気持ちとなりますが、あくまで冷静に記録をとることが必要です。

虐待の継続防止と通告

　虐待と判断したらその継続を阻止することが必要となります。継続を阻止するためには、一時的な親子の分離があります。一般的には入

院して親子を離し、虐待の評価、必要であれば全身の骨レントゲン写真、CT、MRI などの検査を行います。入院により、子どもには必要な医療が施され、親には余裕が生まれます。同時に児童相談所に通告をします。

　入院に関しては、医学的な必要性を親に説明し、同意を得ます。通告に関しては、必ずしも説明は必要としませんが、家庭の支援のために通告した方が保護者の生活に有用であるとの説明をし、初期の段階では虐待を強調しないこともあります。子どもの生命に危険があるときや、明らかな傷害であるときには警察への通報が必要となります。

虐待介入へのためらい

　医療従事者にとって、虐待への介入は躊躇しがちです。虐待かどうかはっきりしない事例ではなおさらです。虐待の可能性を話すと、その後の保護者との関係が悪化するのではないかとの心配もあります。しかし、子どもを守る視点から見逃さず、できる限り掬い上げて対応することを基本的な態度とすることが必要です。児童相談所や関係機関と早期に連携し、子ども側にたった判断のもとに、保護者を責めず、しかし毅然と対応することが重要です。

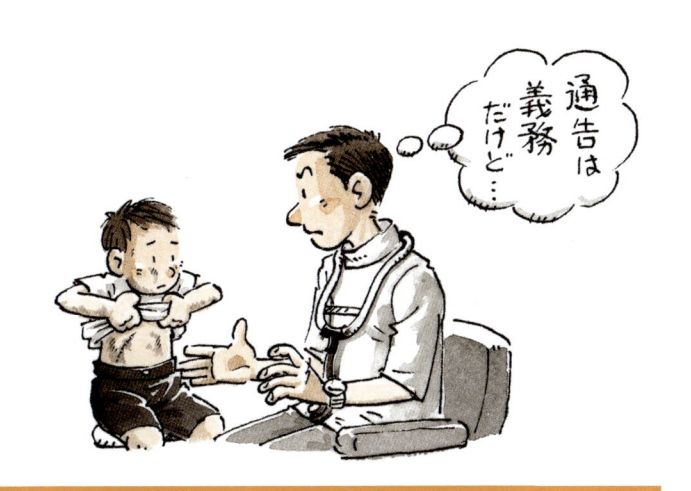

2　救急時の虐待対応

入院させて子どもを保護する

　外来や救急室で虐待を疑った場合、病院ではまず入院させるかどうかの判断に迫られます。虐待を疑いながらも、自宅では子どもの生命の安全が確保できないと考えられる場合は、入院させて子どもの安全を確保しつつ、対応方法を検討していくことが重要です。

　保護者が入院を拒否する場合は、医師による医学的な観点から入院の必要なことを説得し、同意を得る努力が求められます。

緊急時の虐待対応手順（193頁参照）

　病院における緊急時の虐待対応について、虐待対策チームのある場合を例として順を追って示します。

虐待（疑い）発見時の対応

① 院内職員は虐待（疑いを含む）を発見した場合、速やかに事務局（医療相談係）へ連絡します。
② 夜間・休日は、上席医へ相談の上、当該科に入院させます。
③ 重篤・死亡の場合は、上席医と院長へ連絡し、診察した医師が警察へ通報する。経過は事務局へ報告します。
④ 医師・看護師は、リーフレットやチェックシートを参考に、発症・受傷状況の説明に矛盾点がないかなど、できる限り状況を聴きとり、部位の写真・レントゲンなどの画像（小児科は全身が望ましい）をカルテに記載します。

事務局の対応

① 虐待（疑い）発見の連絡が入った場合は、ただちに院内および院外機関（市町村の子ども窓口や保健センターなど）から情報収集を行い、状況に応じて本人・家族面接を行います。

② 通告まで至らず、虐待予防目的で地域機関との連携にて対応可能な場合は、担当医療ソーシャルワーカーなどが中心となって支援します。
③ ②以外は、院長へ報告、相談します。

虐待対策チーム立ち上げの判断
① チーム立ち上げの必要がない場合は、院内対応について関係者と検討します。
② チーム立ち上げが必要となった場合は、関連するメンバーを選出し、招集します。

虐待対策チーム会議開催
① 主治医、事務局からの情報をもとに通告の可否を検討、決定します。
② 会議録は事務局が作成し、後日、虐待対策検討会にて報告します。

通告
① 通告が必要ないと判断された場合、院内対応について関係者と検討します。
② 通告が必要であると判断された場合、警察には医師から、他の機関には事務局から連絡します。
③ 児童虐待通告に際し、医師は保護者に対し「病院として児童相談所へ通告すること」を説明します。

3 通告と連絡

通告は守秘義務違反にならない

　児童福祉法第25条は、虐待であれ非行であれ、要保護児童を発見した者は、国民の一般的責務として市町村、都道府県の設置する福祉事務所・児童相談所に通告しなければならないと規定しています。虐待は子どもの心身に与えるダメージが大きいため、児童虐待防止法第5条では「学校の教職員、児童福祉施設の職員、医師、保健師、弁護士その他児童の福祉に職務上関係のある者は、児童虐待を発見しやすい立場にあることを自覚し、児童虐待の早期発見に努めなければならない」となっています。

　また、第6条では通告することは守秘義務違反にあたらないことが明記されており、躊躇なく通告を行うことを促しています。なお、ここでいう虐待とは、明らかに虐待を受けた子どもだけでなく、受けたと思われる子どもも対象としています。

相談・情報提供

　虐待に関する通告は、必ずしも通告という形でもたらされるとは限らず相談・情報提供などの形態がとられることが多くあります。児童相談所は個人を特定できる虐待情報は、すべて「虐待通告」として通告受付票にとどめた上で緊急受理会議を開き、組織的に協議することになっています。疑いがはっきりしない場合や、緊急性が少なくしばらく経時的に見守る場合などは、保健所・保健センターの保健師へ連絡し、その後の対応を依頼する場合もあり得ます。

診療形態に応じた対応

　医療機関が通告・連絡を行う場合、診療形態に応じた取り組みを行

うことが、効果的だと考えられます。比較的小規模な診療所などは、かかりつけ医として子育て家庭と接する機会が多いため、要支援家庭を発見する可能性が高くなると考えられます。しかし、医師や専門スタッフが少なく、虐待の判断を下すことが難しい面があります。日頃から地域の他の診療科、関係機関、相談機関などと連携をとり、子育て支援のネットワークを活用することで適切な支援を行うことができます。

　一方、公立病院や大学の附属病院などの大規模病院は、重篤な虐待ケースなど要保護児童を発見する機会が多いと考えられため、院内に虐待対策のための委員会などを設置することが望まれます。委員会では、虐待が疑われる事例が虐待通告に該当するか否か検討するなどして、病院としてどのような対応方法をとるか組織として対応することが求められます。

　多くの診療科目がある病院の場合、診療科により虐待についての認識が異なる場合があります。このような場合も院内の虐待対策委員会で検討し情報の共有化を図るとともに、虐待への理解や認識が診療科によって大きく異なることのないよう努める必要があります。

　医療機関が関係機関に通告する場合、連絡、連携を円滑に進めるため医療相談室など医療機関側の窓口を特定することが望ましいと考えられます。

　また、虐待の対応を確実とするため平成21年10月より、全国の児童相談所の共通電話番号が設置されています。

電話　0570-064-000

※PHS・IP電話はつながりません。
ひかり電話など市外局番からはじまる番号はつながります。

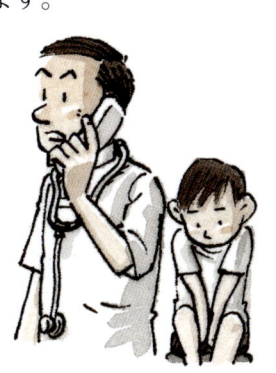

4 虐待対応に関わる情報提供とそれに関する費用

通告

　保健医療機関が児童相談所、もしくは市町村に行う通告は、児童福祉法第25条において国民すべてに課されている義務であり、通告に際しての診療報酬は算定できません。通告は、その虐待を受けている可能性のある子どもと親の名前、住所等と虐待と考えられた理由を告げることです。通告は書面でなくてもよいのですが、何を伝えたかは記録に残しておきましょう。その後、児童相談所もしくは福祉事務所の調査がはじまり、それに協力することとなります。

市町村への医療情報の提供

　虐待の予防のために行う市町村での養育支援に必要な医療情報を提供する場合で、かつ養育者（現に子どもの養育にあたっている者）の同意があるときには、診療情報提供書を発行して、診療情報提供料を算定することができます。養育者が患者さんのときには患者本人の同意が必要であり、18歳未満の子どもが患者さんの場合には子どもの同意だけではなく、養育者の同意が必要です。コラム（187頁）に診療情報提供書の例が提示されていますが、他の様式を採用することもできます。

児童相談所への医療情報の提供

　児童相談所への医療情報の提供は、診療情報提供書で行うことはできません。基本的には、児童相談所の調査への協力という形での医療情報の提供となります。ただし、親の同意を得て診断書等を児童相談所に提供することは可能です。また、親の意に反した一時保護（児童福祉法第33条の一時保護）の場合は、診療の一環として診断書等の形での文書を提供することができます。

その際、利用者負担になる分は児童相談所に請求することとなります。児童相談所からの紹介文への返答に関しては、診療報酬の体系にあたりません。各施設で取り決めている文書料等を児童相談所に提示することもできます。

医療機関への情報提供

継続した医療が必要である場合で、施設等への入所時に他の医療機関に医療情報提供が必要な場合は、通常の診療情報提供書による診療情報提供を行います。

警察への情報提供

警察への情報提供は上記とは異なります。警察の質問に答え、警察が作った調書に署名捺印する形から鑑定書を提出する形などさまざまです。調書は市民としての協力であり、文書料は発生しません。

調書の場合、内容をよく読み、自分が伝えたいことが内容として盛り込まれていなかったり、誤解された内容になっている場合は、署名捺印をせずに、その旨を伝えて直してもらう必要があります。調書は司法の場で自動的に証拠として採用される可能性の高いものですので、しっかりとチェックする必要があります。鑑定書等の文書を提出する場合には、こちらから文書料を提示することになります。また警察は、刑事訴訟法に基づいてカルテの提出を求めることが多いものです。カルテを提出する際に、虐待を疑った理由等に関して明確に記載しておくことが望まれます。

コラム　診療情報提供書とは

　児童虐待が疑われる事例や要支援家庭の情報連絡にあたっては、診療情報提供書を活用できます。
　診療情報提供書は2種類あります。
　○子ども用
　○保護者用（現に子どもの養育に関わっている同居人であって支援を必要としていれば、実母、実父に限らず算定できます）
　使用にあたっては、保護者等の同意を得ることが必要です。
　診療情報の提供は、診療報酬の点数の対象となります。
（診療情報提供料　平成18年4月　250点　患者1人につき月1回に限り算定）
　ただし、通告（国民の義務）、区市町村から委託を受けて実施した健康診査については、算定の対象となりません。

診療情報提供書は、下記のような項目に該当するもののうち、早い時期から養育支援が特に必要であると判断する家庭、出生後を見越して出産前からの養育支援が特に必要と判断する妊婦に対して使えるとされています。

・分娩時が初診
・精神疾患がある（産後うつを含む）
・知的障害がある
・虐待歴・被虐待歴がある
・アルコールまたは薬物依存が現在または過去にある
・長期入院による子どもとの分離　・妊娠・中絶をくり返している
・望まない妊娠（産みたくない、産みたいけれど育てる自信がない等）
・初回健診時期が妊娠中期以降　・多子かつ経済的困窮
・妊娠・出産・育児に関する経済的不安（夫婦ともに不安定な就労、無職等）
・若年（10代）妊娠
・多胎
・一人親、未婚、連れ子がある再婚
・産後、出産が原因の身体的不調が続いている
・子どもを抱かない等子どもの世話を拒否する
・子どもをかわいいと思えないなどの言動がある
・夫や祖父母等家族や身近の支援がない
・医療を必要とする状況ではないが子どもを頻繁に受診させる
・育児知識・育児態度あるいは姿勢に極端な偏りがある
・衣服等が不衛生

診療情報提供書の例を示しますが、病院独自の様式を使うこともできるとされています。

保護者用の診療情報提供書

（別紙様式12の3）　　　　　　　　　　　　　　　　　　　平成　年　月　日
情報提供先市町村　　　　　　　　　市町村長　殿
　　　　　　　　　　　　　　　　　紹介元医療機関の所在地及び名称

　　　　　　　　　　　　　　　　　電話番号
　　　　　　　　　　　　　　　　　医師名　　　　　　　　　　　印

患者の氏名	男・女　　　昭和・平成　年　月　日生（　）歳　職業（　　　）
傷病名	（疑いを含む）　　　その他の傷病名
病状 既往症 治療状況等	
児の氏名	男・女　平成　年　月　日生まれ
住所	電話番号　　　（自宅・実家・その他）
退院先の住所	様方　電話番号　　　（自宅・実家・その他）
入退院日	入院日：平成　年　月　日　　退院（予定）日：平成　年　月　日
今回の出産時の状況	出産場所：当院・他院（　　　　）　　　家族構成 在胎：（　）週　単胎・多胎（　）子中（　）子 体重：（　　g）　身長：（　　cm） 出産時の特記事項：無・有（　　　） 妊娠中の異常の有無：無・有（　　　）　育児への支援者： 妊婦検診の受診有無：無・有（　回：　　）　無・有（　）

※以下の項目は、該当するものに○、その他には具体的に記入してください

児の状況	発育・発達	・発育不良　・発達のおくれ　・その他（　　）
	日常的世話の状況	・健診、予防接種未受診　・不潔　・その他（　　）
養育環境	家族関係	・面会が極端に少ない　・その他（　　）
	他の児の状況	・疾患（　　　）　・障害（　　）
	こどもとの分離歴	・出産後の長期入院　・施設入所等　・その他（　　）
情報提供の目的とその理由		

＊備考　1．必要がある場合は続紙に記載して添付すること
　　　　2．本様式は、患者が現に子どもの養育に関わっている者である場合について用いること
　　　　3．出産時の状況及び児の状況については、今回出産をした児のことについて記入すること

子ども用の診療情報提供書

(別紙様式12の2)　　　　　　　　　　　　　　　　　　　　平成　年　月　日
情報提供先市町村　　　　　　　　　　　　　　　市町村長　殿
　　　　　　　　　　　　　　　　　　　　　　　紹介元医療機関の所在地及び名称

　　　　　　　　　　　　　　　　　　　　　　　電話番号
　　　　　　　　　　　　　　　　　　　　　　　医師名　　　　　　　　　　　　印

患児の氏名	男・女　平成　年　月　日生		
傷病名	(疑いを含む)	その他の傷病名	
病状 既往症 治療状況等			
父母の氏名	父：　　　　　　　　(　)歳 　　職業(　　　　　)	母：　　　　　　　　(　)歳 　　職業(　　　　　)	
住所	電話番号　　　(自宅・実家・その他)		
退院先の住所	様方　電話番号　　　(自宅・実家・その他)		
入退院日	入院日：平成　年　月　日	退院(予定)日：平成　年　月　日	
出生時の状況	出生場所：当院・他院 (　　　　　　　　　　　　　　　) 在 胎：(　)週　単胎・多胎　(　)子中(　)子 体重：(　　g)　身長：(　　cm) 出生時の特記事項：無・有(　　　　　　　) 妊娠中の異常の有無：無・有(　　　　　　) 妊婦検診の受診有無：無・有(　回：　　　)	家族構成 育児への支援者： 無・有(　　)	

※以下の項目は、該当するものに○、その他には具体的に記入してください

児の状況	発育・発達	・発育不良　・発達のおくれ　・その他(　　　　)
	情緒	・表情が乏しい　・極端におびえる　・大人の顔色をうかがう　・多動　・乱暴　・身体接触を極端にいやがる　・誰とでもべたべたする　・その他(　　　)
	日常的世話の状況	・健診、予防接種未受診　・不潔　・その他(　　)
養育者の状況	健康状態等	・疾患(　　　　)　　・障害(　　　　) ・出産後の状況(マタニティ・ブルーズ、産後うつ等) ・その他(　　　　)
	こどもへの思い・態度	・拒否的　・無関心　・過干渉　・権威的 ・その他(　　　　)
養育環境	家族関係	・面会が極端に少ない　・その他(　　　)
	同胞の状況	・同胞に疾患(　　　　)　・同胞に障害(　　)
	養育者との分離歴	・出産後の長期入院　・施設入所等　・その他(　)
情報提供の目的とその理由		

＊備考　1. 必要がある場合は続紙に記載して添付すること。
　　　　2. 本様式は、患者が子ども(18歳以下)である場合について用いること

平成20年3月31日付雇児総発第0331003号
平成16年3月10日付雇児総発第0310001号
平成16年7月7日付厚生労働省保険局医療課事務連絡　より作成

5 虐待する保護者への告知の仕方

告知と分離保護

　一般的に、医療機関に来院した子どもが受傷していれば、医師はその原因について親に説明を求めるのが常だと考えられます。親の説明に不審な点があり虐待が疑われた場合、院内の虐待対応のための組織が設置されている病院であれば、報告し検討します。その結果、虐待あるいはその疑いがあれば、まず児童相談所などに通告し、その後の対応策を協議するなど、通告後も互いに情報を共有し連携をとりあっていくことが求められます。

　告知によって子どもに危険がおよぶ可能性がある場合でも、分離保護の後などいずれかの段階で親に虐待あるいはその疑いがあることを医療機関が告知する必要が生じることもあります。告知する前に告知の方法や手順を、児童相談所や院内関係者で検討し組織的に対応する必要があります。

告知の時期

　告知の時期は、状況によってさまざまです。児童相談所などへの通告は必ずしも明示する必要はないのですが、たとえば、医療的な問題がある場合には退院時に告知を行い、その後すぐに児童相談所職員と入れ替わり、児童相談所職員が一時保護の理由を告げ、保護するという方法をとることもあります。ときに保護者が激昂し、暴力的な態度にでるような場合、警察に連絡するなど毅然とした対応が求められます。しかし、身体的虐待例で親が虐待を否定したとしても、現実にケガを負っている事実は否定できませんから、児童相談所が保護した上で調査をするためと説明すれば、保護を了解することも少なくありません。

告知する姿勢

　告知する場合は、医師だけでなく看護師なども立ち会うなど複数で行うことが望ましいでしょう。親にはどうして虐待を疑ったかを、医学的な見地からなるべく噛み砕いて話をすることが必要です。レントゲン写真やMRI検査の結果などを補強材料として使うことも必要でしょう。不満や反発する親もいるでしょうが、親の心に添うという姿勢も大切です。しかし、虐待を強く否定し医師の話に耳を傾けないような場合は、手短に切り上げることもやむを得ないと思われます。

　親が、児童相談所などに通告したことを問題視するような場合、医療機関による通告は虐待防止法に基づいて義務として行ったことであり、虐待あるいは不適切な養育についての判断は、児童相談所の役割であることを伝え、理解を求める必要があります。虐待を疑った根拠を伝えることが大切であり、その点があやふやだと、それを受けた関係機関の援助方針にも少なからず影響を与えますので、伝えることはきちんと伝えるという姿勢が肝要です。

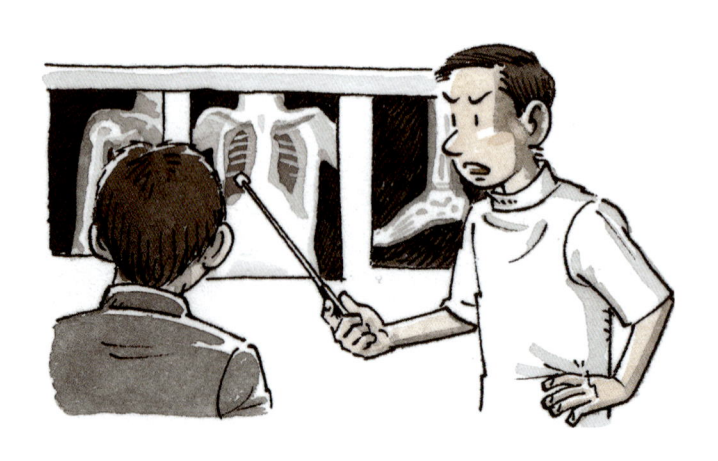

6 親からの抗議・暴力など

虐待を否定する親に対して

　医療機関が児童相談所などに虐待を通告した場合、虐待を否定している親が通告したことを知り執拗な抗議や、ときには暴力に訴えることがあります。医療機関による通告は、虐待防止法第5、6条に基づき行うものですが、虐待あるいは不適切な養育についての判断は主として児童相談所が行います。したがって、通告したことは法律に基づいて行ったことであり、虐待の判断は児童相談所の役割であることを伝え理解を求める必要があります。

　親との争いが起こりやすいのは、①退院要求が強く強引に引きとろうとしている場合、②告知後、児童相談所が一時保護する場合、などです。

　①の対応として、児童相談所は病院に一時保護委託を行い、児童相談所長によって解除されない限り、引きとることができないようにします。また他の医療機関に子どもを移すなどした場合は、子どもの住所または居所を非開示とすることができます。

　②の対応として、児童相談所が一時保護を行う場合、虐待防止法第10条に基づいて、警察署長に援助要請を行い警察官に待機してもらうことが可能です。

毅然とした対処

　さらに親が暴力や脅迫、報復などの行為にでたような場合は、110番通報により警察に応援を求めるなど毅然とした対処が必要です。これら親の行為により、医療機関の正常な業務が妨げられる場合は、法令に則り告訴、告発を検討することもあり得ます。

　親からの暴力や報復への基本的な対応は、病院や診療所によって大

きく異なるものではありません。

　大きな病院などは、比較的スタッフも多く組織的対応がとりやすいと考えられますが、一時保護する場合保護者とのトラブルを最小限に抑えるため、事前に病院と児童相談所などが綿密な打ち合せを行うことが必要です。病院によっては、警備員を増強するなどして対応するところもあります。

　小規模な診療所など医療関係のスタッフが少ないところで、対応に困難が予想される場合は、入院先の変更を考慮するなどの対応が望まれます。

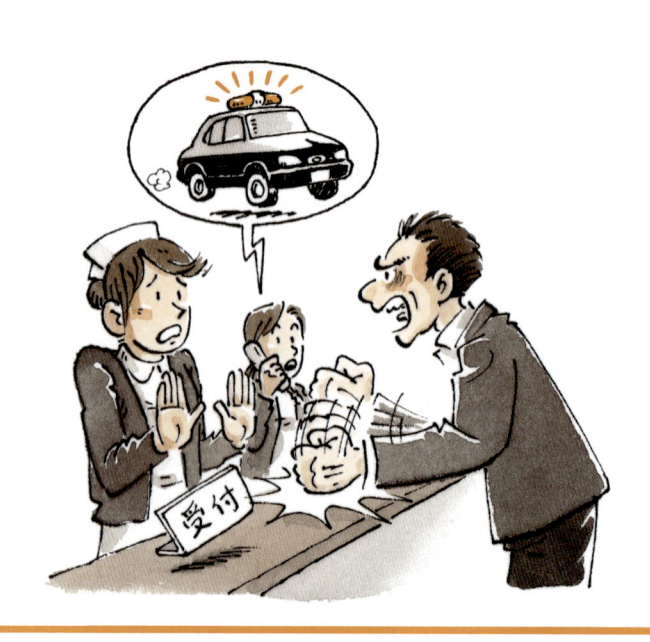

病院での虐待対応手順フローチャートの例

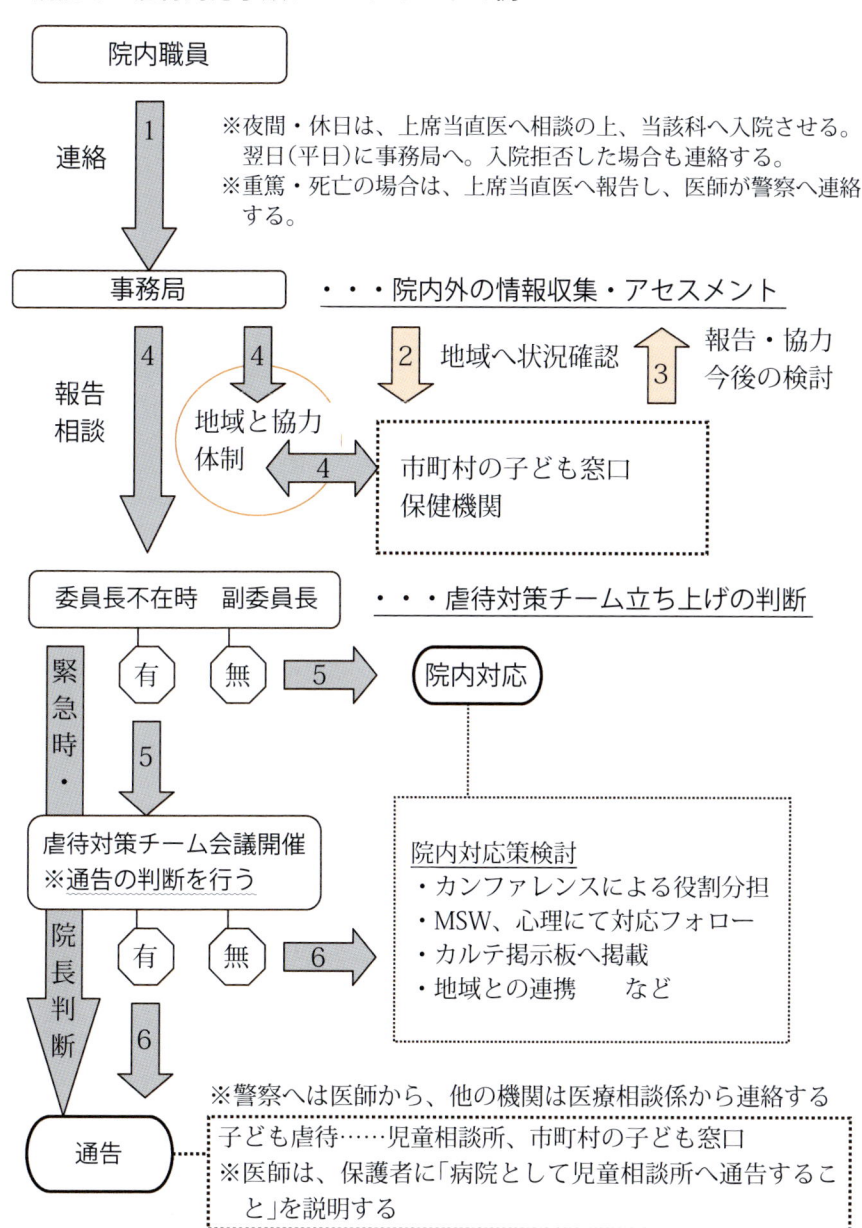

```
院内職員
  │1
  │連絡    ※夜間・休日は、上席当直医へ相談の上、当該科へ入院させる。
  ▼         翌日（平日）に事務局へ。入院拒否した場合も連絡する。
事務局      ※重篤・死亡の場合は、上席当直医へ報告し、医師が警察へ連絡
             する。
```

・・・院内外の情報収集・アセスメント

事務局 ⇆(4) 地域と協力体制

2 地域へ状況確認 → 市町村の子ども窓口・保健機関
3 報告・協力 今後の検討 ←

4 報告相談
↓
委員長不在時　副委員長　・・・虐待対策チーム立ち上げの判断

有／無　5⇒ 院内対応

緊急時・
↓5
虐待対策チーム会議開催
※通告の判断を行う

院内対応策検討
・カンファレンスによる役割分担
・MSW、心理にて対応フォロー
・カルテ掲示板へ掲載
・地域との連携　など

有／無　6⇒

院長判断
↓6
通告

※警察へは医師から、他の機関は医療相談係から連絡する
子ども虐待……児童相談所、市町村の子ども窓口
※医師は、保護者に「病院として児童相談所へ通告すること」を説明する

XI 子ども虐待の初期対応

7 新たな通告システムとしての匿名通報ダイヤル

　警察庁が平成19年10月2日より開始し、事業運営をNPO法人日本ガーディアンエンジェルスに委託して行われている匿名通報ダイヤルでは、以前から通報対象としていた「少年の福祉を害する犯罪」のなかの一つとして、平成22年2月より児童虐待に関する通報も受けつけています。

　子どもたちを虐待から守るところは、残念なことに子どもたちの家庭ではなく、児童相談所の一時保護所になっています。児童相談所は子どもたちを守る最後の砦です。それでも、子どもたちを児童虐待から解放し、保護者から離して子どもの身の安全を確保するにしろ、児童相談所にまでその情報が伝わらなければ、救うこともできません。生命の危機に立たされている子どもたちを、社会が救うには、情報をしかるべきところに伝えなければはじまりません。

　緊急性のある状況では、従来どおり警察への110番通報や児童相談所、市町村窓口などへの通告が基本となります。地域住民が児童虐待だと判断するまで待つのではなく、直感的な疑いの段階でも、またグレー・ゾーンで構わないから状況を知った時点で、匿名で情報を伝えるシステムが社会にとって必要になってきました。次世代を担う子どもたちは、社会にとって宝です。子どもたちを守るために、社会の仕組みとしてセイフティー・ネットは何重にも用意したとしても用意しすぎということはありません。もちろん、ネグレクトや身体的虐待、性虐待などが行われないように、社会が見守らなければならないことも必要ですが、無知からくるネグレクトの防止や、必要な介入ができるように常に地域が気をつける必要があります。

　この匿名通報制度は、子どもや女性を被害者とする犯罪の深刻化を受けて、少年の福祉を害する犯罪や人身取引事犯の犯罪情報を匿名で通報する制度として創設されたものです。匿名で通報できることによ

り、身元の特定など、自己への不利益を考えて通報に躊躇していた人からの有益な情報を得ることができるようになることを期待されています。情報提供者には、10万円を限度として、情報料（報奨金）が支払われることになっています。なお対象犯罪以外の通報についても受け付けますが、参考情報の扱いになるため情報料は支払われることはありません。

> 匿名通報ダイヤル　　0120-924-839

　同番号に対しては、「とくめいつうほう　やってサンキュー」という語呂合わせがありますし、平成21年7月1日からはインターネットでも通報できるようになっています。

匿名通報ダイヤルホームページ　https://www.tokumei.or.jp/report/

　下図はインターネット上のホームページであり、通告のフォームのほか、対象となる分野の解説も用意されています。

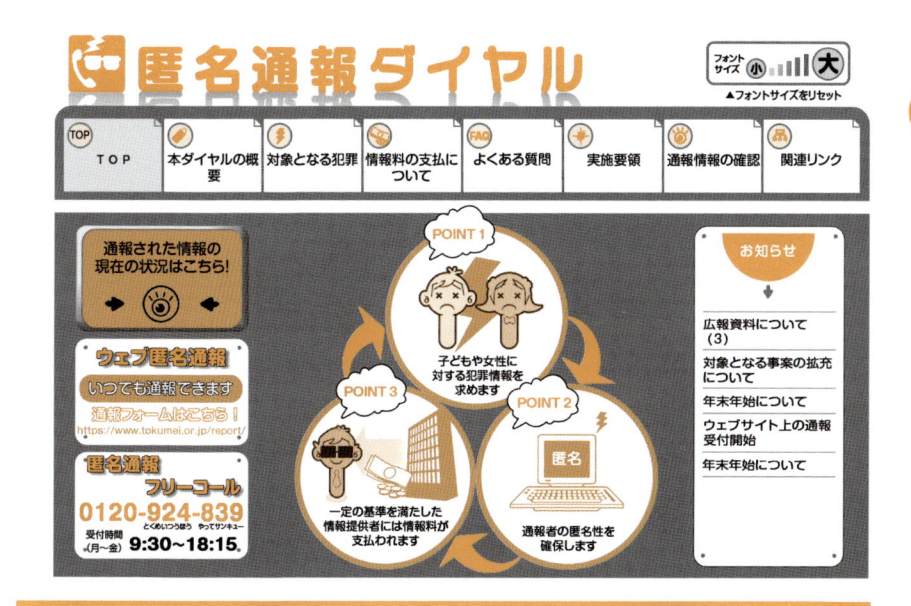

第XII章

地域の関係機関の連携

　子育て家庭を支える地域の関係機関の連携は、実際に各機関が「連絡をとり」、「協働する」なかで、仕組みではなく、活きたネットワークとなっていきます。
　医療機関が行う連携は、他分野の関係機関の連携と、医療機関の連携の二面で捉えられます。前者は、異なる分野での関わりのなかで子育て家庭を生活の視点から多角的に支えるシステムです。後者は、拠点病院などを核とした専門対応と、かかりつけ医の継続的関わりという、地域の医療システムを活用した虐待対応のシステムです。
　事例を通じて、関係機関の役割と、実際の分担についてみていきましょう。

1 地域連携
他機関からの紹介事例

　地域の関係機関との連携のあり方について、経験事例をもとに具体的に例示します。事例の内容については、複数の事例をもとに再構成し、個人情報を特定できないようにしてあります。

　子どもは9歳の男児です。母親は、子どもに暴力をふるってしまうと自ら保健センターに相談をしました。2歳のころから暴力を加えており、泣き止まないわが子を壁に投げつけたこともあったそうです。生活の様子を尋ねると、子どもが生まれてまもなく離婚して以来ひとり親家庭で、経済的な課題のあることが判明しました。保健センターは福祉事務所への相談を勧めました。また、子どもが学校であったことなどを「憶えていない」と訴えたことから解離性障害の対応のため当院へ紹介されました(図)。

　筆者は子どもの症状の重さから、より専門的な治療が必要と判断し、児童精神科を紹介しました。紹介先では虐待の記憶に触れないように注意しながら子どもの面接が進められ、並行して筆者は母親の面接を行いました。当初は複数の関係機関の窓口へ行くことを苦にしていた母親でしたが、経済的な状況が整ったことを契機に母親は落ち着きを得て、親子関係は安定しました。

　他機関から支援の要請のあったときは、他機関の支援の進行状況を把握しながら、医学的な立場で支援を実施していきます。また、要保護児童対策地域協議会におけるケース会議の開催には積極的に参加します。

　保護者の精神的な安定と、生活上の不安の解消が連動していることは少なくありません。前者については、虐待をしてしまう親たちの自助グループもあります。後者については、生活保護の受給を想定する方が多いかもしれませんが、母親の就労の支援や保育所への入所、公

営・公団住宅の斡旋の他、多重債務における法的な処置など、可能な対応は一つではありません。子どもの状態に注目してしまいがちですが、保護者自身の困りごとにも耳を傾けることが必要です。

　虐待のケース会議は、関係機関と情報交換ができるとともに、その後の役割分担を確認するためにとても重要です。また、個々の関係者にとって虐待を理解できる機会にもなるため参加します。関係者と顔見知りになっておくことは、今後の連携に役立ちます。また、地域の諸機関が参集する会議で検討を行うことは、民生・児童委員や、保健センター、地域で実施している小グループの紹介を通して、保護者が地域社会になじんでいくことを支える場ともなります。

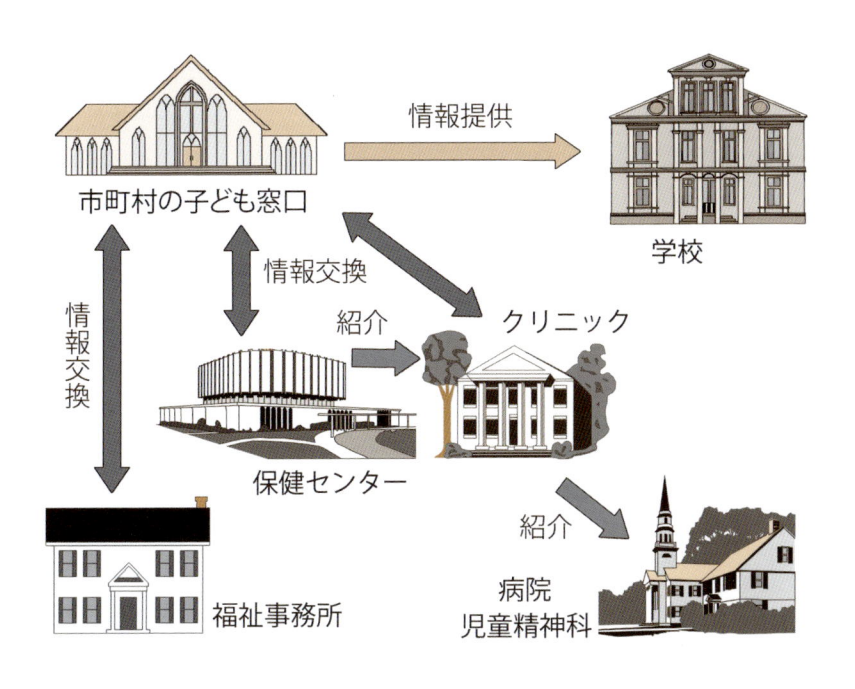

2 地域連携
代理によるミュンヒハウゼン症候群の事例

　子どもは6か月の女児です。保護者は、子どもにはけいれんがあるといいながら、保育所には長時間保育を希望しました。保育所の職員が彼女のけいれんをみたことがないのに、保護者は入所後も発作が絶えないと主張しました。筆者は保育所の園医としてかかわり、代理によるミュンヒハウゼン症候群（Munchausen's Syndrome by Proxy: MSBP）と考え、市町村窓口へ相談しました。けいれんの精査を大学病院に依頼し、その結果をもとに支援会議を開催し、市町村窓口が情報のとりまとめ役となって各機関が役割を分担することとしました。

　大学病院は関係機関へ情報を提供するとともに、母親にはけいれんを否定も肯定もせず、訴えのあったときには子どもを病棟に受け入れるドクターショッピングを防ぐこととしました。園医は保育所への医学的な情報や判断を提供すること、保育所は母親への対応と関係機関への連絡をすること、市町村窓口は情報を一元的に管理し、ケースの進行管理を行うことなどをとり決めました。

　一部の病気は、保護者の訴えにより「作られる」ことがあります。MSBPは、骨折した部位に再び外から力を加えたり、点滴に異物を混入したりするといった目に見える行動（物的な証拠があること、行為の現場を映像で記録できることなどで立証できる）によるものばかりではありません。とくに発達障害は、行動の特徴が診断項目になっていることが多く、その内容はインターネットなどで容易に入手できることから、保護者だけでなく関係者の訴えだけを取り上げると誤った結論に至る可能性があります。訴えの内容が医学的に矛盾しないか確認をしつつ、抱え込まずに他機関と話し合うことが必要です。

　一般にMSBPでは、訴えを作る保護者自身もまた、何らかの病気を作り訴えた過去のあることが多いといわれています。また、訴えによって子どもに病気を作ることの背景には、「わが子は病気に負けず

頑張る児」と周囲から注目されるといった利得があるともいわれます。訴えを作る人が好訴的な場合、自身の意見を否定する人を遠ざけ、訴えに同調してくれる人を探すため、医療機関についてはドクターショッピングとなり、関係者間の意見の不一致が訴えを裏打ちすることになります。

　本やインターネットで、科学的根拠の乏しい仮説や適切でない病名を探してくることもあります。まれに保護者以外の親族が、保護者の代わりに訴えを起こす複雑な例もあります。訴えを起こした側の過失が見落とされ、周囲に付和雷同的に同調する人がでてくれば、騒ぎを収める必要がでてきますが、対応を誤るとかえって事態を拡大させる危険もあります。要保護児童対策地域協議会といったネットワークは、関係者間の意見の不一致を防ぐとともに、事態の本質を見失わないようにするためにも有効です。

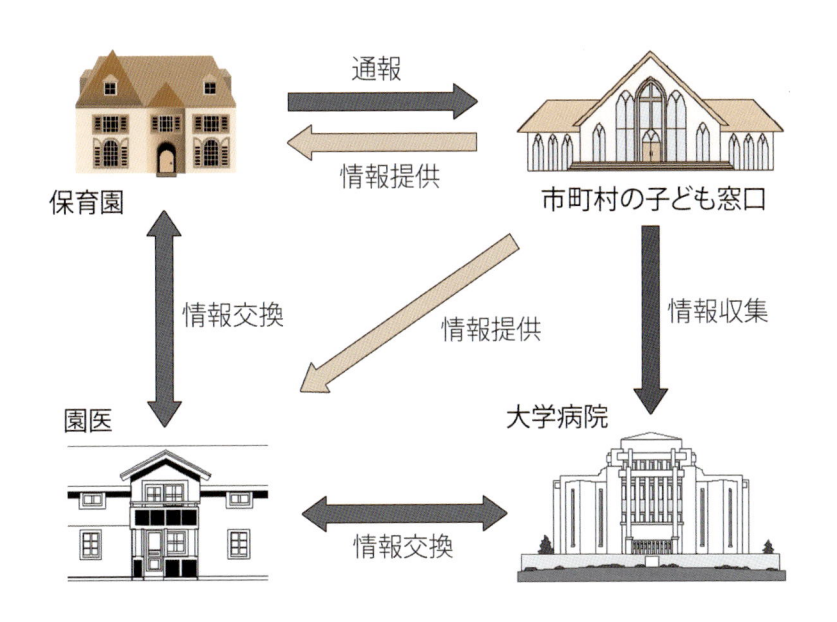

XII 地域の関係機関の連携

3 医療機関連携
連携の必要性と具体的な実施方法

　各関係機関からの児童相談所への虐待通告頻度において、保育所・幼稚園・学校など子どもが毎日通う機関からの通告頻度は高く（平成20年度で全国平均約13％）、医療機関からの通報頻度は低い（同4％）ことが知られています。理由はいろいろありますが、毎日観察ができる保育・教育現場、すなわち「線」として遭遇可能な機関と異なり、医療機関は受診がないと遭遇しない受身の機関であり、虐待を受けた子どもたちを、「点」でしか観察できないことも1つと考えられます。すなわち、反復して何度も診察・観察できないことは、1回の受診でいかに虐待の診断を行うかが求められているともいえるでしょう。かかりつけ医が虐待を看過しないという診断能力を持っていることが大前提となりますが、虐待の診断に困難を感じる場合には、医療機関同士の連携が不可欠です。そのような連携システムを地域で構築しておくことが求められます。

虐待の医学的診断および通報の現状

　虐待の診断は、保護者の説明などを疑うことからはじまりますが、多くの医療従事者は、医療提供の基本は患者・家族との信頼関係の構築であるという医学教育を受けています。この点が医療機関で虐待を看過しやすい大きな要因となっていると考えられます。

　実際に、かかりつけ医（開業医）における虐待診断の意識調査を行ってみますと、70％の医師が困難・自分ではできないと回答しています。小児科、内科、外科、整形外科、脳外科など多少のばらつきはみられますが、小児科医でも65％がそのように回答しています[1]。

　また虐待の確診を行ったとしても、通告に対する「医師の心配」が存在していることも事実です。その心配とは、①通告した後のトラブルや業務増への心配・不安、②通告が守秘義務違反にならないかへの不

安、③虐待診断が間違っていた場合の通告責任への不安、④通告に対する保護者からの苦情・訴訟などへの心配、⑤周囲からの評判が下降することへの心配、⑥評判下降による患者数減少への心配、などが考えられます。すなわち、本来の医療行為と異なる行為に対しての風評被害の発生を恐れることが知られています。

このような現状から、実地医療機関と地域の基幹的役割を持つ病院（中核病院）との連携システム（病診連携）は、虐待診断において必要であることがわかります。

医療機関同士の連携の実際

虐待確定症例は、通告自体が行われれば対応は比較的容易ですが、虐待の疑いがある症例の場合はとくに病診連携が必要となります。すなわち虐待が疑われるが、診断に自信がない場合には、大丈夫と安易に自己判断することなく、基幹病院での正確な診断を仰ぐべきです。その場合は理由を示して保護者を説得して基幹病院への受診を勧めます（表）。実際には、家族に持たせる紹介状は現症のみを書き、電話など別の方法で受診の真の意味を基幹病院に伝えることが重要です。

表　基幹病院の受診を勧める理由例[2]

症状・徴候	入院を勧める理由
痩せ・体重増加不良	脱水症の治療、消化吸収・腸の検査、成長ホルモン分泌の程度の検査
低身長	骨のでき具合の検査、成長ホルモン分泌の程度の検査
くり返す骨折	骨が折れやすい（病的骨折）ための精査、骨の病気の精査
頭部の外傷	安静を保ち経過観察、中枢神経感染防止、知能障害や神経の後遺症発現の防止
腹部の外傷	出血予防に安静を保ち経過観察、内臓障害の発現防止
多発性の出血斑	出血傾向の精査、白血病などの血液疾患の除外、内臓や頭蓋内出血の防止
発達の遅れ	神経・筋・代謝性疾患などの原因疾患の精査、将来的な知能障害の防止
無気力・異食	代謝性疾患の疑いに関する精査、精神的問題の有無の鑑別
家出・放浪・乱暴	注意欠陥多動障害等の背景となる精神障害の有無に関する判断、その背景となる染色体異常や神経疾患等の鑑別

『児童虐待イニシャルマネジメント』を元に作成

参考文献
1．厚生労働科学研究：児童虐待の子どもの被害及び子どもの問題行動の予防・介入・ケアに関する研究
2．市川光太郎：児童虐待イニシャルマネジメント．東京；南江堂．2006:19.

4 医療機関連携
地域ネットワークシステムの構築

　虐待対応の医療機関連携には、地域で虐待対応の基幹的役割を果たす病院（中核病院）と各診療科開業医との病診連携が不可欠です。このような地域医療機関の連携を図るためには地域医師会・歯科医師会、地域小児科医会の理解と協力が不可欠となります。

地域虐待ネットワークの中核病院

　医療機関連携を行うには、中核病院が必要です。一定の人口以上では複数の中核病院（ネットワーク基幹病院）が必要で、専門的な機関同士の連携も求められます。専門的な機関の役割は、実地医家群から寄せられる症例の診断と対応が基本です。必要に応じて関係機関や、より専門的な機関（臨床法医学教室など）との連携による診断、早期支援対策（心身のリハビリ施設との連携）などの役割を行います（図）。また、関係機関からの緊急保護治療入院などの要請にも24時間体勢で応えることも必要です。

　中核病院の条件として、施設全体が虐待対応に理解があり症例を積んでいることとともに、24時間対応で救急、小児科医、脳外科医、整形外科医、小児外科医などの関係医の診療活動が行えることが必要です。

地域小児科医会・医師会・歯科医師会の役割

　地域での連携を円滑に行うには、地域小児科医会内に虐待ネットワーク委員会といった組織を構築して、地域小児科医をオーガナイズすることが効果的です。この小児科医会委員会の呼びかけで前述のネットワークの中核病院と連携を強化する方が、虐待診断活動がスムーズとなります。さらに、小児科医が虐待対応のリーダーを担うという意識づけが不可欠です。その一つに園医・校医など公的な保健活

動を行っているのも小児科医が多いわけですし、このような公的医療活動のなかの大きな柱の一つに虐待診断活動を取り組む必要があります。このためには教育現場から傷病に関する、些細な医学的な相談にも対応することが求められます。

　開業・勤務小児科医のみでは、地域の虐待対応は不可能です。とくに校医などの業務も行う開業の内科、外科、整形外科、脳外科、産婦人科、歯科など各診療科の協力、および実際の虐待に関する前向きな対応姿勢が不可欠です。このためには医師会、歯科医師会のなかにも虐待医療連携ネットワーク委員会なる組織を構築して、地域の医療機関を統率してもらうとよいでしょう。

虐待対応の medical regionalization

　地域における虐待対応の医療機関連携には組織としての対応が不可欠です。医師会、歯科医師会、各科の医会を中心として医療関係者が均一の対応意識を持つこと、その対応スキルのボトムアップが不可欠です。さらに恒久的な組織体制としていくためには、保健福祉局部門や児童相談部門など行政との連携も同時に構築しておく必要があります。

図　地域医療機関・虐待防止ネットワーク（病診連携ネットワーク）の例

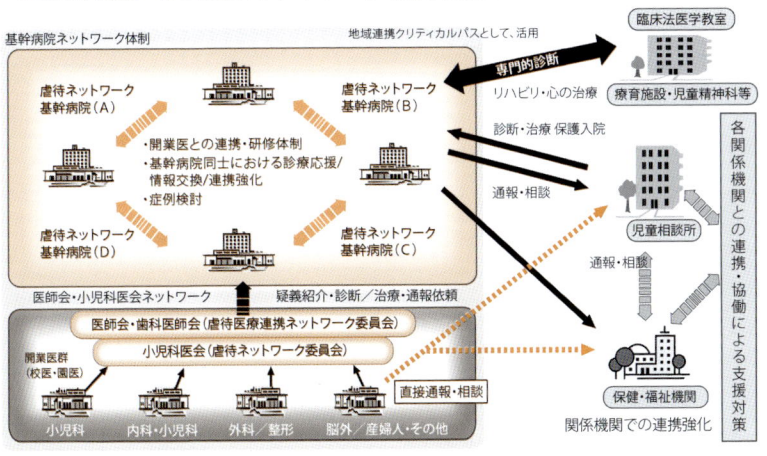

第XIII章

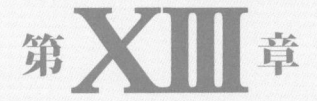

通告後の流れ

　子ども虐待の対応は、通告がゴールではなく、支援のスタートのきっかけです。
　医療従事者は、通告にあたっては、児童相談所などと、子どもの心身の状況と緊急性の判断、虐待を疑った根拠を情報提供しますが、その後ケースカンファレンスを通じて、病状の推移を見守りながら、今後の対応方針についてともに検討を進めていきます。在宅での指導により、親子関係の回復を援助する場合には、かかりつけ医療機関としての関与も重要な役割を果たします。
　また、児童福祉施設の嘱託医療機関として、虐待を受けた子どもたちのケアを行う場合もあります。
　このように医療従事者は、通告後の子どもの心身の回復と保護者への支援においても重要な役割を担っており、通告後の流れを予め知っておくことは、その後の関係機関との連携にも役立ちます。

1 通告・児童相談所の安全確認

　子ども虐待の早期発見・対応のため、子ども虐待を受けたと思われる子どもを発見した場合の通告義務が、広く国民に課せられており、とりわけ児童虐待を発見しやすい立場にある学校や医療関係者には早期発見に努めることが求められています。

　子ども虐待は子どもの生命に関わる問題であり、通告を受けた児童相談所や市町村などは、迅速かつ的確な子どもの安全確認を行うことが義務づけられており、児童相談所が虐待通告などを受けた場合には、休日や夜間に関わりなくできる限り速やかに対応することを原則としています。また児童相談所などが、虐待通告などを受けた場合には、所内会議を開催し、緊急性など個々の事例の状況に応じて、安全確認の実施時期、方法などの対応方針を決定します。

　安全確認の方法は、児童相談所職員または児童相談所が依頼した者により、学校の教職員、児童福祉施設の職員その他の協力を得て、子どもとの面会により、直接目視を行うことを基本とします。安全確認の時期については、他の関係機関によって把握されている状況などを勘案し、通告受理後48時間以内に現認することを原則としています。

　医療機関から児童相談所へ通告があれば、担当者（主治医・医療相談室など）から、子どもの状態（病状）、虐待を疑った根拠、保護者の説明、保護者の態度・様子などの聴取や子どもの確認（目視）を行います。必要に応じて一時保護（委託を含む）を検討するなど、まず子どもの安全に配慮した対応をとります。その後、家族や家庭環境などの調査を行い、虐待の有無を判断していきますが、医療機関とのケースカンファレンスによる意見交換により、病状の推移を見守りながら、今後の対応方針について検討を進めていきます。

　また、児童相談所や都道府県知事には児童虐待防止法で立入調査、出頭要求、臨検・捜索等の権限が与えられているので、必要に応じて

こうした法的な権限も活用しながら、子どもの安全確認を行うことになります。

出頭要求

　子ども虐待が行われているおそれがあるときは、保護者に対し子どもを同伴して出頭することを求めるとともに、児童相談所の職員などが必要な調査または質問をすることができます（立入調査が拒否された場合には、再出頭要求を行います）。

立入調査

　子ども虐待が行われているおそれがあるときは、子どもの住所または居所に児童相談所職員が立ち入り、必要な調査または質問をすることができます。

臨検・捜索

　保護者が再出頭要求を拒否し、児童虐待が行われている疑いがあるときは、子どもの安全確認や安全確保のため、裁判所の許可状により、児童相談所の職員などが子どもの住所もしくは居所に強制力（開錠を含む）を持って立ち入り、子どもを捜索することができます。

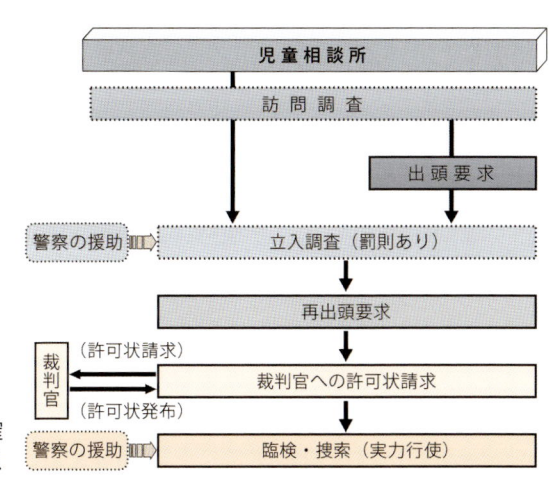

図　子どもの安全確認・保護のプロセス

```
児童相談所
   ↓
訪問調査
   ↓        ↓
           出頭要求
   ↓        ↓
警察の援助→ 立入調査（罰則あり）
            ↓
          再出頭要求
            ↓
裁判官 ←(許可状請求)— 裁判官への許可状請求
     —(許可状発布)→     ↓
警察の援助→ 臨検・捜索（実力行使）
```

2 親子分離・一時保護(一時保護委託)

　虐待通告後に、安全確認を行った結果、子どもを現在の環境におくことが子どものウェルビーイング(子どもの権利の尊重、自己実現)にとって明らかに看過できないと判断されるときは、児童相談所が一時保護を行います。
　一時保護は、児童福祉法により児童相談所長が行うことができる行政処分です。
　一時保護は、子どもの生命や安全を確保し、虐待によるダメージを回復するなどのために実施するものですが、一方で、一時保護によって、子どもや家族の生活に大きな影響を与え、親子分離が子どものトラウマの原因になったり、家族が子育てをする力を弱めてしまう危険性もあります。こうしたことに配慮して、児童相談所は一時保護の必要性を的確に判断しなければならないので、専門的な情報の収集・整理・評価が必要となります。判断の客観性、的確性を高めるため、リスクアセスメントシートなどを活用し、緊急介入(一時保護)の要否判断を行います。しかし、何よりも大切な視点は、子どもの生命と心身の安全確保を最優先し、危機的な状況から子どもを救いだすことであり、タイミングを逸して不測の事態とならないよう注意することが必要です。
　一時保護は、子どもや保護者(親権者)の同意は要件ではありませんが、一時保護の目的や必要性について、子どもや保護者に十分な説明を行い、理解を得て行うことが望まれます。保護者(親権者)の同意の有無に関係なく、あくまで、子どもの福祉にとって、一時保護が必要であるかどうかの判断を行っていきます。
　また、一時保護の期間は児童福祉法で、原則2か月を超えてはならない(継続可能)とされていますが、一律に2か月ということではなく、なるべく短期の目標を設定することが必要です。また、家庭裁判所へ

の施設入所措置の承認審判の申し立てなどの場合には2か月を超えることもあります。

　保護する場所は、児童相談所の一時保護所を利用する場合と、児童福祉施設、里親、医療機関などに対して、一時保護を委託する場合があります。

　子ども虐待を行った保護者に、子どもの一時保護場所を明らかにすれば、保護者が子どもを連れ戻し、再び子ども虐待が行われるおそれがあるような場合には、一時保護場所を明らかにしないことができます。

　また、虐待を行った保護者が、一時保護中の子どもとの面会を求めてきたとき、虐待の防止および子どもの保護のために必要がある場合には、面会通信を制限することもできます。

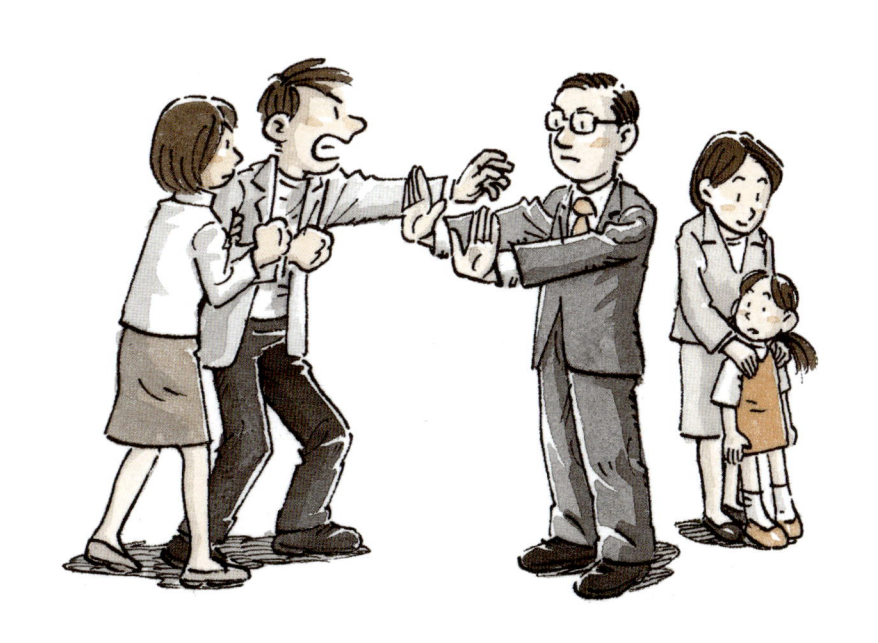

3 在宅福祉指導

　児童相談所は、子ども虐待に対応する機関ですが、虐待を行った保護者を責めたり、罰したりするものではありません。しかし、虐待を行った保護者が、虐待行為を否定したり、正当化する場合には、子どもの権利擁護の立場から毅然とした対応を行います。

　子どもが保護者から虐待を受けた場合、必要に応じて保護者から一時的に分離することはありますが、保護者が虐待の事実と真摯に向き合い、環境改善などに取り組み再び子どもとともに生活できるようになるのであれば、子どもの福祉にとって最も望ましいことです。

　児童相談所が目的とするものは、虐待がない環境で再び家族が一緒に生活できるようにすることであり、そのための援助を実施することです。

　子どもが在宅のまま、地域の福祉サービス（ショートステイ、ホームヘルパー派遣、保育園の活用など）を利用して、虐待環境が改善されるのであれば、まず在宅での援助を検討します。

　児童相談所が児童福祉司による指導措置をとる場合には、決定通知書に保護者が行うべきことを明示し、援助を展開することになります。

　在宅指導は、来所面接、家庭訪問などにより、保護者の主体性を尊重しながら子ども虐待の理解、子どもとの接し方、養育方法、生活の改善などに関する指導を継続して行うことが基本となります。児童相談所を中心にして、市町村（要保護児童対策地域協議会）、学校、保育園、保健センターなどと連携・協力して行うこととなるので、ネットワークが重要になります。それぞれの機関の特性を生かした援助を行います。

　しかし、在宅指導の実施中でも、子ども虐待の悪化が予見される場合には、指導を継続しながら、万一に備え、速やかな一時保護など、子どもの安全確保ができる体制を整えておくことが必要です。

保護者援助は、個別ケースごとに虐待にいたる要因などをアセスメントしたうえで、援助プログラムを作成することになりますが、援助を受け容れるための働きかけを行うことが、第一歩となります。
　保護者の精神的安定、生活安定をはかりながら、保護者に虐待および不適切な養育の認識を深めてもらい、子どもへの怒りや衝動のコントロールができ、子どもの状態に応じた適切な養育ができるように援助していきます。

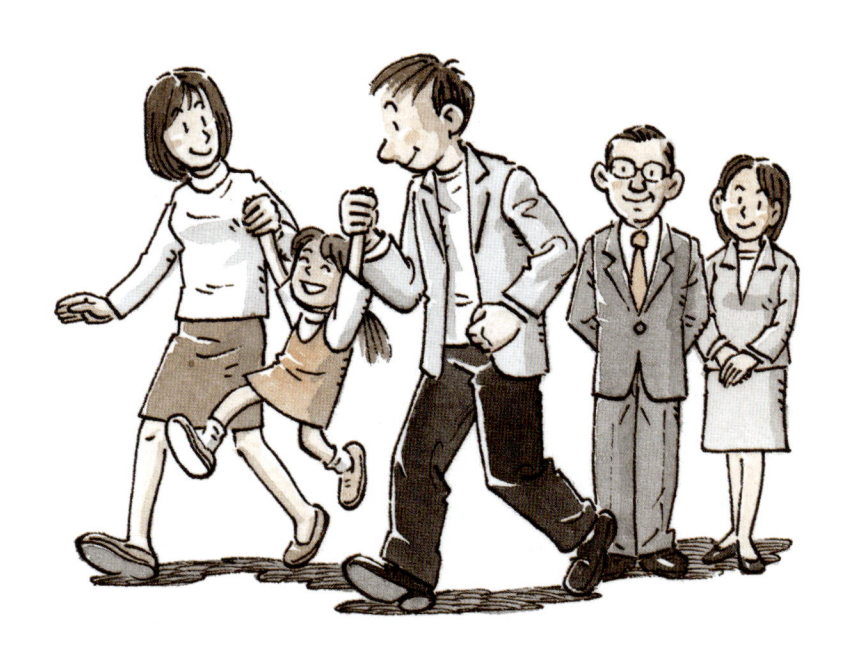

4 児童福祉施設、里親委託など

　虐待の通告・相談を受け、児童相談所が調査の結果、子どもの最善の利益のために、中長期的に保護者と分離する必要がある場合に、児童福祉施設や里親委託措置（以下、入所措置）を採ることになります。

　入所措置は、都道府県知事または児童相談所長が行政処分として行うものですが、親権者の意に反して措置を採ることはできません。そのため調査などの結果、入所措置が必要と判断された場合には、子どもと保護者（親権者）に対し、家庭から離れて生活することの必要性や施設などでの生活について、十分な説明を行い、理解と納得を得る必要があります。

　しかし説明を行っても理解が得られず、児童相談所が子どもの福祉を守るために必要と判断しても、保護者（親権者）の意向が異なっている場合には、入所措置を採ることはできません。その場合は、児童相談所は児童福祉法第28条に基づいて、家庭裁判所に入所措置承認の申し立てを行い、承認されると、入所措置を採ることができます（入所期間は2年間を超えることはできませんが、さらに入所措置が必要な場合には、更新を申し立てることができます）。

　入所措置を採った場合でも、子どもと保護者が親子であることに変わりはなく、保護者が虐待の事実と真摯に向き合い、再び子どもとともに生活できるようになることが、子どもの福祉にとって最も望ましいことです。そのためには入所措置と同時に保護者援助を行いながら、子ども、保護者、施設、児童相談所、保護者が居住する市町村などで、ネットワークをつくり、家族再統合に向けての援助を行っていくことになります。

児童福祉施設

　さまざまな種別の施設がありますが、地域によって存在する施設種別や施設数も異なるため子どもにとって、最も望ましい援助が実施できる施設に入所措置を行うことになります。

乳児院
　主に乳児を家庭に代わって養育する施設であり保護者への育児指導などを行います。また必要がある場合には、小学校入学以前の幼児を入所させることもできます。

児童養護施設
　概ね2歳以上の虐待されている子ども、保護者のない子ども、環境上保護を必要とする子どもなどを家庭に代わって養育する施設です。施設から地域の幼稚園や学校に通学するなど、家庭の代替機能を果たします。

児童自立支援施設
　不良行為を行ったり、または行うおそれのある子どもや家庭環境などの理由から生活指導が必要な子どもを入所させる施設です。施設内に学校があります（法律上は通所もあります）。

情緒障害児短期治療施設
　軽度の情緒障害を有する子どもを短期間入所させ、治療を行います（法律上は通所もあります）。

その他
　障害種別に応じて、知的障害児施設、盲ろうあ児施設、肢体不自由児施設、重症心身障害児施設などがあります。

里親

　里親制度とは、親からの虐待、病気や経済的な理由などにより親元で暮らせない子どもを、家庭的な環境の下で、健やかな成長が図られるよう、都道府県に登録した里親が一定期間預かって養育する制度です。
　里親を希望する家庭に対して、都道府県知事または児童相談所は調査、研修を実施し、都道府県児童福祉審議会の意見を聴き、認定・登録を行います。
　里親には、養子縁組を目的としない里親と、目的とする里親があります。

養育里親
　養子縁組を目的としない里親で、一定期間（短期～長期）家庭において養育します。また、養育里親として子どもを受託した経験があるなど、一定の要件を満たし、専門の研修を受けた場合は、虐待により心身に有害な影響を受けた子ども、非行などの問題を有する子ども、障害がある子ども、などを養育する専門里親として登録することができます。

養子縁組里親
　先々、養子縁組することを前提に、子どもを養育する里親です。概ね6か月の養育期間を経て、養子縁組の手続きを行います。

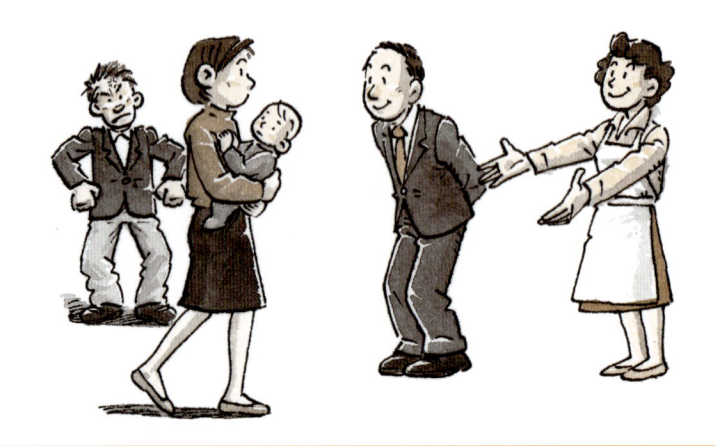

第XIV章

虐待を防ぐために

　子ども虐待は、家族、ひいては社会の機能不全、病理の表れであることをみてきました。子ども虐待を未然に防ぎ、未来ある子どもたちの命を守るために、医療従事者は何に取り組んでいけばよいのでしょうか？
　予防的関わりの重要なものが、周産期からの支援です。妊娠中に不安を持つ妊婦に寄り添い、出産後の養育支援に円滑につなげるという意味で、医療機関は扇の要となります。また、子育て家庭の親子関係は流動的に変化しているため、日ごろの診療・健診のなかで子育て家庭に継続的に関わり続けること自体が、医療機関のできる予防的支援でもあります。
　また、今後の虐待予防のための取り組みとして、忘れてはならないのが、虐待の死亡事例の検証です。実際に起こってしまった事例は非常に痛ましいものであり、社会全体で、見逃していた介入や支援のポイントや関係機関の連携にかかる課題を把握し、重い教訓として虐待の防止活動にいかしていかねばなりません。

1 周産期からの関わり

家族歴の聴き取りが支援のはじまり

　病院では、入院時の問診で「家族歴」として、家族形態や婚姻状況、同居者の有無などかなり立ち入った家族の情報を聴きとっています。家族もほとんど違和感なくそうした"プライバシー"を話します。出産の場面では、母が自らの成育歴のなかで、困難な人生を歩んできたことが語られることもあります。ところがこうした情報を、福祉や保健の現場で聞きだすのはかなり困難です。病院の情報は、家族の理解と地域からの支援にとても役立ちます。

院内ネットワークは、未然の防止にも役立つ

　虐待の早期発見と対応のためのネットワークが有用なのは、救急外来を中心とした発見と通告の場面だけではありません。ネットワークの枠組はそのまま周産期からの関わりとして利用することができます（228頁図参照）。周産期に医療スタッフが気づくのは、子どもの問題ばかりではなく、子育てへの困難や不安などの家族の問題です。

医師は看護スタッフの子育て支援を後押しできる

　病院の産科やNICUで働く助産師・看護師は、看護業務としての母支援を、それぞれ工夫してはじめています。出産直後のマタニティ・ブルーや産後うつ病の発生の多さに危機感を感じ、病院で虐待につながるリスクのスクリーニングをして保健機関に紹介する病院もあります。直接電話や助産師外来で相談を受けているスタッフもいます。助産師・看護師は、単なる医療的介助ではなく、むしろそうした母支援を強く望んでいるのです。仮に医師自身には直接支援する時間はなくとも、そうしたスタッフの支援をニコニコ認めていくのも支援のひと

つです。

地域への連絡に家族の同意を促すことの大切さ

　連絡は本来同意が前提ですが、困難な例ほど同意を得るのが困難であることもまた事実です。そのときは「通告義務は、守秘義務に優先する」（児童虐待防止法第6条）を使います。家族に支援が必要な状況なのに、支援を受け入れてもらえなければ、虐待として問題化することも十分にあります。家族の同意なしに市区町村の要保護児童地域対策協議会などの窓口または児童相談所に連絡することは、法的にも保障されています。

　とはいえ、やはり家族の同意は支援への大切な一歩です。病院から地域の関係機関への連絡は、患者・医療機関者の関係に基づいた家族同意（保健サービス利用の申し込みなど）がその後の地域からの支援の継続には欠かせません。入院中に医療スタッフが、母親の身近な存在として、ともに考え、ともに気持ちを共有する立場でかかわること、その信頼を土台にして、母親に地域の関係機関からの支援を受け入れる気持ちが生まれます。

連絡票は、地域からの支援のスタートライン

　現在のわが国の子ども虐待の課題は、育児に困難を抱える家族の発見や介入のステップから、継続的対応のステップに移っています。そのなかで、病院が単に見つけだし、関係機関への連絡票を通じて保健機関などに知らせるだけでは継続的な支援にはつながりません。連絡票は支援のはじまりであってゴールではありません。病院と地域がその後も電話や会議と通じて連絡を続けることで支援が続きます。

2 家族全体を知る「かかりつけ医」の目

　医師の仕事は、子どもの病気やケガを中心とした専門的な関わりです。親子の日々の生活からみれば狭い時空間での関わりでしかありません。しかしそんな医師にとっても、親子を支えるために担える役割があります

患者・医師の関係で信頼を結ぶ

　わが国の文化社会的背景において、日常診療で行われる医療行為は、契約というよりも患者と医師との信頼から成り立っていることが多いと感じられます。子どもに病気やケガが起きたとき、子育ての不安は増大します。日常の診療にはそうした不安を軽減する役割もあります。

　また、それまで世間の人びととうまく関係を結んでこなかった親であっても、子どもの病気への治療行為のなかで、医師に対してなら信頼を寄せることができるかもしれません。その気持ちを弾みに、他の関係者からの支援を受けてみようかとの気持ちにつながる場合もあります。

外来フォローでかかわりを続ける

　親子関係や子育てが気になる家族ばかりでなく、「在宅での見守り」と処遇されたケースに対しては、子どものケガや病気の経過観察、発育発達のフォローという理由で、外来で継続的に診察することが、地域からの支援の継続に役立ちます。

　このとき、次回の受診は「また何かあったら」ではなく、「何もなくとも何月何日にしましょう」と、家族と約束することが必要です。外来でのフォローアップは、子どもの変化を把握する大切なチャンスとなります。

本当に伝えたいことは、紙に書いて手渡す

　こちらの思っていることと、相手が聞きとることはまったく違っていることがあります。治療計画の枠組を家族にはっきりと示すことが必要です。そのときに、口頭だけでなく紙に書いて手渡す手続きはとても役立ちます。

短くても気持ちが伝わる場面がある

　相談は、短い時間でも可能です。診療のなかのふとした言葉がけが、相談になることもあるのです。短い時間でも、まずは話を聞くこと、気持ちを受けとろうとする態度を示すことで、家族の気持ちと医師の気持ちのつながることがあります。カウンセリングしようとは思わないのが秘訣です。

実際の支援は、他の現場につなぐこと

　医師として、診察室以外で親子にかかわることはできなくて当然です。実際の支援は、他の職種に任せるしかないのです。ただ、保健や福祉のサービスの利用を促すには、医師ほど心強いあと押し役はありません。地域の関係機関に連絡する同意をとることだけでも、医師はネットワークのなかでの大きな役割を果たせます。

連携による支援を活かすかかわりの継続

　虐待が疑われた場合に診療所などの医師は、医療連携システムなどを利用して地域中核病院に紹介することができます（228頁図参照）。そのとき、すべて病院に丸投げしてしまうのでなく、たとえば、「風邪ひきのときには、またいらっしゃい」など自分の担う役割を、親に対しても、紹介先に対しても示すことこそが連携です。もし、紹介先の病院と親の関係が悪くなった場合にも、支援者としての立場を貫き通すことができます。

3 かかりつけ歯科医の予防的取り組み

　地域社会の第一線で活動している歯科医療機関にも、効果的な虐待防止活動はできます。子ども虐待の防止・予防だからと大上段に構えることなく、特別なことを行うとは考えずに、子ども虐待のなかで医療ネグレクトや保健ネグレクトおよび安全あるいは環境ネグレクトなどにつながらないようにする啓発は、通常の歯科診療のなかの会話でもできます。歯科医療の必要性を、子どもの母親にさりげなく話すだけでも、目的を達成することはできます。無知からくる医療ネグレクトや保健ネグレクトは、正確な知識を提供し、理解できるように支援さえすれば多くの場合に回避できるからです。

　この他にも、子どものためにと思われる親の行動が、実は適切でないこともあります。歯科治療を嫌がる子どもが可哀想で、歯科医院に連れてくるのがつらいと嘆く母親がいたとします。母親にとって、わが子が泣いたり、嫌がったりすることは耐えられないのでしょう。この行動は子どものためといいながら、本来は子どものためになっていなく、母親自身の満足でしかないということに母親が気づけばその判断と行動も変わってきます。子どものために何がよいかの冷静な判断ができるように、歯科医療をはじめとした医学的知識を理解してもらえば、自ずと適切な行動にたどりつけると思います。このように、子どもにとってよいことは何かという視点で捉えれば、親の無知からくる誤解を解くことによって、子どもにとっても、また保護者である両親にとっても喜ばしい結果になります。

かかりつけ歯科医にもできることとは

　このような子ども虐待防止・予防への普及啓発は、かかりつけ歯科医としてあるいは歯科衛生士としての立場からでも、ほんのちょっとしたことでできることです。場所や時間を問わずに、歯科医院やある

いは健診会場であったり、さらにサークルなどの会合の場所でも、あらゆる機会を通じて、ことあるごとに適切な歯科保健や医療の必要性をお伝えして、理解を深めていただくだけでも、すくなくとも無知からくる医療や保健のネグレクトの防止に役立つことができます。

　そのような機会を生かし、結果として正確な保健医療の知識を理解させることに成功すれば、早期の歯科治療により、痛みを感じる期間や機会を減らすことや、治療に際しての痛みを伴わない治療を選択できたり、よい保健行動がとれるようになります。また子どものために禁煙することや、生活習慣を見直すことでも、意味があります。どうか地域社会の一員として、地域の人びとに少しでも医療以外でも貢献できるように、考えていただければ幸いです。

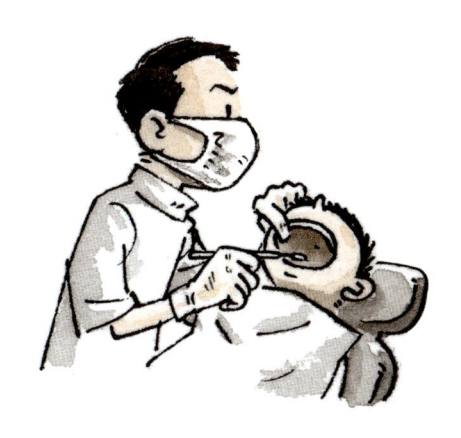

4 虐待の死亡事例検証
亡くなった子どもからの学び

　子どもの虐待による死亡事例などの検証については、平成19年の児童虐待防止法の改正により「国及び地方公共団体は、児童虐待を受けた児童がその心身に著しく重大な被害を受けた事例の分析を行うこと」とされました。

　国においては、これに先だって、虐待による死亡事例が依然として後を絶たない状況のなか、死亡事例を分析・検証し、事例から明らかになった問題・課題から具体的な対応策の提言を行っていただくことを目的として、平成16年10月に社会保障審議会児童部会に「児童虐待等要保護事例の検証に関する専門委員会」(以下「検証委員会」という)を設置して検証を行っており、これまでに6回にわたる報告(うち1回は総括的な報告)がとりまとめられました。

　直近では、「第5次報告」として、平成19年1月1日から平成20年3月31日までの間に、子ども虐待による死亡事例として厚生労働省が各都道府県等を通じて把握した115例(142人)について対象として実施されました(表1、2)。

　第5次報告では、調査票による調査の後、関係都道府県において検証が実施された事例のなかで、関係機関の関与があった一部の事例について、ヒアリングを実施し、課題と提言がとりまとめられました。

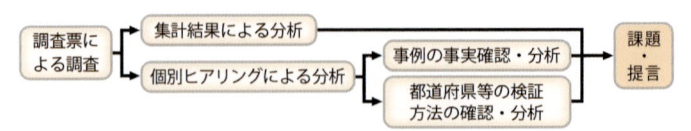

```
調査票         →  集計結果による分析  →  事例の事実確認・分析      →  課題・
による調査     →  個別ヒアリングによる分析 →  都道府県等の検証         　提言
                                          方法の確認・分析
```

　この報告では実施責任を明らかにするため、国と地方公共団体それぞれに対して「課題と提言」について整理されています(表6,7)。

　虐待による痛ましい被害や死亡事例をなくしていくためには、制度のさらなる充実や適切な運用が必要であり、また、亡くなった子どもに報いるためにも国や地方公共団体において死亡事例等の検証を実施

第5次報告の抜粋
事例の分析
表1　集計結果による分析―「心中以外」「心中」の事例―

○　0歳児が5割弱
○　「若年妊娠」、「望まない妊娠」等の割合が6割弱で、妊娠期・出産期に何らかの問題
○　「育児不安」、「うつ状態」等の割合が高く、実母に精神面に問題を抱える場合が多い
○　「関係機関の関与がなかった事例」が13例（17.8％）（前年：6例（11.5％））で増加

　　　　　　　（※）前年は、平成18年1月から12月までの間

表2　個別ヒアリング調査の結果―事例に関するもの―（一部に次のような事例が見られた）

1．乳児健診等の未受診等の虐待リスクの認識、把握、関係機関での情報共有が不十分
2．虐待通告・相談を受けた際の直接の子どもの安全確認、リスクアセスメント等が不十分
3．子どもや保護者との面接による情報収集と裏づけ調査、時系列的なアセスメントが不十分
4．親子関係を意識しすぎて一時保護を躊躇したり、医学診断等の虐待の事実確認が不完全
5．虐待継続が疑われる場合の認識、再アセスメント・援助方針の見直しが不十分
6．受診機転不明な骨折が認められる場合等の乳児への虐待の可能性の認識が不十分
7．虐待を受けている子どもの家庭にDVの疑いがある場合であっても、児童相談所とDV対応の専門機関との連携が不十分
8．要保護児童対策地域協議会において関係機関の役割分担、情報共有等の連携が不十分

することは重要であり、こうした検証結果を今後の虐待対応に活かされ虐待による死亡事例がなくなることが期待されます。

第1次報告から第4次報告までの子ども虐待による死亡事例等の検証結果総括報告（社会保障審議会児童部会児童虐待等要保護事例の検証に関する専門委員会　平成20年6月17日）より作成

> **関与機関として重要な医療機関**
>
> 　虐待の認識の有無にかかわらず、児童相談所以外の関係機関の関与の状況をみると、「市町村保健センター」の関与が最も多く、次いで「福祉事務所」、「保育所」、「医療機関」の関与が多かった。

> **子ども虐待対応での医療機関との連携における提言**
> ○医療機関は、妊娠期・分娩期におけるハイリスク者の発見、診療を通しての虐待事例の発見など、その役割は極めて大きいことを自覚し、多様な診療科、専門職による子ども虐待防止と治療のための院内チームを構築し、協議とアセスメントの手順を定めておくことが望ましい。
> ○妊娠期からの切れ目のない支援体制を構築するためには、医療機関から保健及び福祉機関への情報提供を定型化し、情報提供を受けた機関は支援チームを構築し、養育能力等のアセスメントを経て適切な支援を展開する必要がある。
> ○保護者等に精神障害や重度な抑うつ状態が疑われる場合は、精神保健に精通している医療機関等との連携が必須である。

　報告については、厚生労働省のホームページ参照
　　http://www.mhlw.go.jp/za/0728/c54/c54.html

当委員会で指摘した虐待による死亡が生じ得るリスク要因
１．子どもの側面
　　①子どもの顔等に外傷が認められる
　　②子どもが保育所等に来なくなった
　　③保護施設への入退所を繰り返している
２．保護者の側面
　　①保護者等に精神疾患がある、あるいは強い抑うつ状態である
　　②妊娠の届出がされていない
　　③母子健康手帳が未発行
　　④特別の事情がないにもかかわらず中絶を希望している
　　⑤医師、助産師が立ち会わないで自宅等で出産をした
　　⑥妊婦健診が未受診である(途中から受診しなくなった場合も含む)
　　⑦妊産婦等と連絡が取れない(途中から関係が変化した場合も含む)
　　⑧乳幼児にかかる健診が未受診である(途中から受診しなくなった場合も含む)
　　⑨子どもを保護してほしい等、保護者等が自ら相談してくる
　　⑩虐待が疑われるにもかかわらず保護者等が虐待を否定
　　⑪過去に心中の未遂がある
　　⑫訪問等をしても子どもに会わせてもらえない
３．生活環境等の側面
　　①児童委員、近隣住民等から様子がおかしいと情報提供がある
　　②きょうだいに虐待があった
　　③転居を繰り返している
４．援助過程の側面
　　①単独の機関や担当者のみで対応している
　　②要保護児童対策地域協議会等が一度も開催されていない
　　③関係機関の役割、進行管理する機関が明確に決まっていない

※子どもが低年齢であって、上記に該当する場合は、とくに注意して対応する必要がある。
死亡事例における子どもの年齢は、０歳が39.4％を占めているほか、75.0％が３歳以下

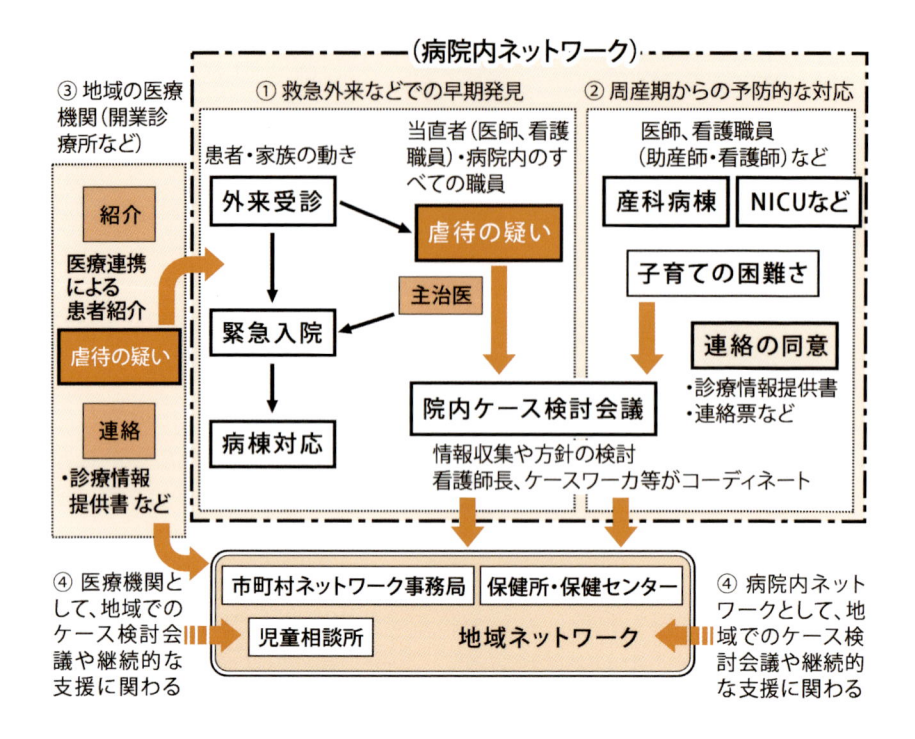

医療機関ネットワークによる子ども虐待への対応と予防的な関わり例

（病院内ネットワーク）

①救急外来などでの早期発見

- 患者・家族の動き
- 当直者（医師、看護職員）・病院内のすべての職員

外来受診 → 緊急入院 → 病棟対応

虐待の疑い → 主治医

院内ケース検討会議
情報収集や方針の検討
看護師長、ケースワーカ等がコーディネート

②周産期からの予防的な対応

医師、看護職員（助産師・看護師）など

産科病棟　NICUなど

子育ての困難さ

連絡の同意
・診療情報提供書
・連絡票など

③地域の医療機関（開業診療所など）

紹介
医療連携による患者紹介

虐待の疑い

連絡
・診療情報提供書など

④医療機関として、地域でのケース検討会議や継続的な支援に関わる

市町村ネットワーク事務局　保健所・保健センター
児童相談所　地域ネットワーク

④病院内ネットワークとして、地域でのケース検討会議や継続的な支援に関わる

　地域の中核病院などでは、早期発見と対応のため院内ネットワークが構築されています。病院内ネットワークは、①救急外来などでの発見ばかりでなく、②周産期から予防的なかかわりを促す枠組みでもあります。さらに、③地域の診療所などから医療連携として紹介を受けることも可能です。また、病院も診療所も地域の関係機関に連絡した後も、子どものフォローアップやケガや病気の治療など、④継続的な支援が可能です。
　院内ネットワークは、子ども虐待への対応から子育て支援としての医療機関ネットワークの中核としても有用です。

本書の主な参考文献

1. 東京都福祉保健局少子社会対策部子ども医療課編：医療機関のための子育て支援ハンドブック，気になる親子に出会ったら．2006．
2. 日本子ども窩底総合研究所編：子ども虐待対応の手引き．東京；有斐閣,2005．
3. 児童虐待問題研究会編著：Q＆A児童虐待防止ハンドブック．東京；ぎょうせい．2008．
4. 厚生労働省通知：子ども虐待対応の手引き，平成21年3月31日改訂版．
5. 坂井聖二, 奥山眞紀子, 井上登生編：子ども虐待の臨床．東京；南山堂, 2005．
6. 山崎嘉久, 前田清, 白石淑江編：子ども虐待防止＆対応マニュアル．東京；診断と治療社，2006．
7. 市川光太郎編：児童虐待へのアプローチ．東京；中外医学社，2007；9-10．
8. 厚生労働省：児童相談所運営指針（平成21年3月31日改正）．第1章　児童相談所の概要，第1節　児童相談所の性格と任務，2～5．
9. 遠藤太朗ほか：子ども虐待と注意欠陥多動性障害．臨床精神薬理8．東京；星和書店,2005：905-910．
10. 杉山登志郎ほか：講座　子どもの心療科．講談社, 東京,2009年．
11. 厚生労働省：平成20年度児童相談所における児童虐待相談対応件数等．
12. 工藤典代：小児を取り巻く環境の変化・虐待と耳鼻咽喉科診療，社会の変化と耳鼻咽喉科．JOHNS.24(6):870-874,2008．
13. 都築民幸：子ども虐待の早期発見における臨床歯科法医学の果たす役割；子ども虐待とネグレクト.2009；11(3), 335-34．
14. 都築民幸：身体的虐待，ネグレクトの歯科的評価．In: 佐藤喜宣編著, 臨床法医学テキスト．東京；中外医学社，2008；179-182．
15. 都築民幸：児童健康診査における子ども虐待の早期発見と防止．歯界展望.2005；106(6)；1190-1191．
16. Guthkelch AN: Infantile subdural hematoma and its relationship to whiplash injuries. British Medical Journal. 2; 430-431, 1971.
17. Caffey J: The Whiplash Shaken Infant Syndrome: Manual Shaking by the Extremities With Whiplash-Induced Intracranial and Intraocular Bleedings, Linked With Residual Permanent Brain Damage and Mental Retardation. Pediatrics. 54; 396-403, 1974.
18. American Academy of Pediatrics, Committee on Child Abuse and Neglect: Shaken Baby Syndrome: Inflicted Cerebral Trauma: Pediatrics. 92(6); 872-875, 1993.
19. Kivlin JD,Simons KB,Lazorits S,Ruttum MS:Ophthalmology.200;107:1246-1254.
20. Gilliland MGF,Luckenbach MW,Chenier TC:Forensic Science Internation.1994;68:117-132.
21. 虐待による児童保護監察局（アメリカ）:2002年度統計．
22. World Health Organization and International Society for Prevention of Child Abuse and Neglect: Preventing child maltreatment: a guide to taking action and generating evidence, 2006.
23. Centers for Disease Control and Prevention, National Center for Injury Prevention and Control: Child Maltreatment Surveillance, Uniform Definitions for Public Health and Recommended Data Elements, Version 1.0, 2008.

参考サイト

社団法人日本小児科学会　子ども虐待問題プロジェクト　子ども虐待診療手引き
http://www.jpeds.or.jp/guide/pdf/gyakutai.pdf
厚生労働省ホームページ：統計調査結果から「疾病、傷害及び死因分類」
http://www.mhlw.go.jp/toukei/sippei/
WHO ホームページ：ICD-10: List of Chapters
http://apps.who.int/classifications/apps/icd/icd10online/navi.htm

Diagnostic Imaging of Child abuse.
http://www.pediatrics.org/cgi/content/full/123/5/1430
児童相談所における児童虐待相談対応件数, 2009 年 7 月
http://www.mhlw.go.jp/houdou/2009/07/dl/h0714-1a.pdf
養護教諭のための児童虐待対応の手引
http://www.mext.go.jp/a_menu/kenko/hoken/08011621.htm